개정판 동종요법 티슈솔트

동종요법 미네랄 가이드북

동종요법 미네랄 가이드북

생명력을 회복하고 몸을 살리는 티슈솔트 사용설명서

유이 토라코(由井寅子) 지음 | 정명원 옮김

햇무리

차례

12 생명조직염 약물학

12 세포활성염 약물학

그 외 필수미량원소 약물학

동종요법을 처음 접한 지 올해로 8년차에 접어듭니다.

상담만 받다가 집에서 키트를 써보면서 너무 '감이 없는' 내 자신에 실망하여 공부의 필요성을 절실히 느꼈고, 녹화된 자료로 공부하는 북미 온라인 코스를 밟으면서 점점 동종요법에 깊이 빠져들게 되었습니다.

처음에는 흔히 말하는 고전 동종요법을 주로 접했는데, 곧 다양한 동종요법 방법론이 있다는 사실을 알게 되었습니다. 호기심을 품고 다양한 동종요법 방법을 탐색하던 중, '3차원(ZEN) 메소드'와 '유이 토라코'라는 이름도 알게 되었습니다. 유이 선생님의 저서를 읽으면서 3차원 메소드에 대해 더 알고 싶다는 생각이 들었습니다.

겁도 없이 가장 어려운 코스로 시작하려고 했지만, 하세가와 키세이 선생님이 일본에서 주로 쓰는 다섯 가지 키트 사용과 급성 증상 다루는 방법을 주로 가르치는 패밀리 호메오파스 코스로 시작하는 게 어떻겠냐고 제안해 주셨습니다. 그 제안을 받아들여, 그리 큰 기대 없이 신청했고 다행히 입학을 했습니다. 기존에 고전 동종요법을 어느 정도 공부했기 때문에 새로 배울 내용이 많지 않을 거라는 자만심을 가지고 첫 수업을 들었습니다. 그 자만심이 단숨에 뒤집혀, 자세를 고쳐 잡고 미친 듯이 필기를 시작한 것은 수업을 시작한지 불과 10분도 지나지 않아서였습니다.

'맙소사, 이 사람은 진짜야!'

첫 수업은 말 그대로 '동종요법 소개'였고 힘을 빼고 하는 이야기였지만, 유이 토라코라는 호메오파스, 동종요법 전문가의 수업에서 버릴 말은 단한 마디도 없었습니다. 농담까지 다 받아 적게 될 정도로 한 마디 한 마디 그 행간에 숨은 내공이 대단하다는 느낌을 받은 것은 정말 오랜만이었죠. 그로부터 코스가 끝날 때까지, 1회 3시간 수업의 노트 필기를 하기 위해 무려 9시간 이상을 투자하는 생활이 이어졌습니다. 한 마디 한 마디 절대 놓치지 않겠다는 마음가짐으로 동영상 일시멈춤 버튼을 누르고 한 대목을 몇번이나 반복해 들으며 필기를 했습니다.

보석 같은 패밀리 호메오파스 코스 수업 중에서도 가장 특별했던 것은 다름 아닌 미네랄 티슈솔트 수업이었습니다.

고전 동종요법은 보통 한 번에 한 가지 레메디를 투여하며 광물 레메디, 식물 레메디, 동물 레메디의 특징을 배우고 어떤 '왕국'이 맞을지를 파악해 레메디 선택에 참고합니다. 반면에 유이 선생님의 방식은 광물 레메디(미네랄 왕국)를 중시하여 대부분, 특히 급성에서는 거의 반드시 처방합니다. 보통 동식물이 원료인 주요 레메디와 같이 쓰거나 개입 또는 마무리 레메디로 쓰죠. 특히 현대인의 각종 증상을 치료할 때 미네랄이 얼마나 중요한지 아무리 강조해도 지나치지 않다고 말합니다.

'뭐 그렇게 큰 차이가 있나? 맞는 레메디 하나 잘 고르면 되지.'

시큰둥하게 생각했지만 막상 배운 대로 활용해 보았더니 증상의 호전이 훨씬 빠르고 재발이 적다는 것을 알게 되었습니다. 오늘날 현대인들, 특히 우리 아이들에게 미네랄이 얼마나 결핍되었는지도 실감할 수 있었죠. 잘 골랐다고 생각했던 레메디가 의외로 효과가 없을 때, 미네랄 티슈솔트를 쓰면 증상이 호전되는 일이 많았습니다.

사방에 자극적인 것이 난무하고 먹거리도 예외가 아닌지라 제대로 '피가 되고 살이 되는' 음식, 우리 몸에 필요한 미네랄을 충분히 공급해 주는 음식을 찾기 힘든 시대가 되었습니다. 이런 시대에 동종요법으로 건강을 지키려는 사람들에게 기본 키트만큼, 아니 그 이상으로 중요한 것이 바로 미네랄 키트라고 생각합니다. 티슈솔트만 복용하고도 증상이 호전되는 일이 많은 것을 보면 현대인의 많은 증상은 미네랄 결핍(때로 과잉)에서 오는 것 같습니다.

이 책에 나오는 미네랄 티슈솔트 36가지는 생명조직염, 세포활성염, 미량원소의 세 가지 구성으로 되어 있습니다. 생명조직염은 티슈솔트의 창시자인 슈슬러가 제안한 것이고, 세포활성염은 후대 동종요법 전문가들이 저서에서 언급한 것들이며, 미량원소는 유이 선생님이 본인의 임상 경험을 통해 직접 고른 것들입니다. 제 경우, 생명조직염을 주로 쓰지만 세포활성염이나 미량원소의 도움도 많이 받았습니다.

보통 티슈솔트라 하면 슈슬러가 제안한 6X를 생각하지만 동종요법 전문가 중에는 9X를 선호하는 분들도 있으며, 일본의 경우에는 이런저런 사정으로 인해 12X를 쓰고 있습니다. 원래 티슈솔트는 6X이지만 12X도 잘 작용하며, 제 경우에는 때로 6X보다 12X가 더 낫다고 느낀 적도 많습니다.

혼합 레메디도 적극적으로 이용한다는 것 때문에 외부에서는 유이 선생님의 방법론이 전통적인 동종요법을 배척한다는 오해를 사는 것 같습니다. 하지만 실제로 그녀의 수업을 들어보면 어디까지나 그녀가 실천하는 동종요법의 근간은 하네만의 오르가논과 만성병론이며, 거기에 과거와 현재 동종요법 대가들의 방법론까지 적극적으로 받아들여 자신의 것으로 소화했음을 알 수 있습니다.

그런 유이 토라코 선생님이 수업에서 가장 강조하는 것 중 하나가 미네랄입니다. 바른 먹거리와 생활습관 그리고 미네랄 티슈솔트의 적극적인 활용과 일상에서 흔히 겪는 사소한 배출 증상을 두려워하지 않는 마음가짐이야말로 우리로 하여금 '병원에서 멀어지게' 해줄 것입니다.

아무쪼록 한번 써보시라고 권하고 싶습니다. 이 책이 그 지침서가 되어줄 것입니다.

2016년 7월 25일
정명원

처음으로

현대인의 먹거리 질이 낮아지고 그 결과 장이 약해짐에 따라 여러 가지 문제가 일어나고 있습니다. 만성적인 미네랄 부족, 미네랄 균형 붕괴, 필수 미량원소 과부족으로 생기는 문제 그리고 치아 충전재나 환경에 기인한 중금속 중독, 불소와 염소의 문제도 그 중 하나입니다. 이런 문제들을 해결하기 위해 동종요법에서는 생명조직염(바이탈 티슈솔트), 세포활성염(세포활성 티슈솔트), 필수미량원소, 환경원소 등의 레메디를 사용합니다.

이 책에서는 생체 에너지의 근본 흐름과 연관 있는 생명조직염 12종, 세포활성염 12종, 미량원소 12종, 생체원소 · 환경원소 13종의 레메디에 대한 내용을 담았습니다.

생명조직염, 세포활성염, 미량원소 레메디는 영양(무기염, 생체미량원소)이 부족할 경우에는 흡수력을 높이고 영양이 과다할 경우에는 배출을 촉진시키는 역할을 합니다. 동종요법의 레메디는 일종의 정보이며 균형이 깨졌다는 사실을 깨닫게 해주죠. 그리고 자연치유력이 본래의 균형을 되돌려줍니다. 어떤 것이 부족하면 그 흡수를 높이고, 어떤 것이 지나치면 그 배출을 촉진시킵니다. 그 결과, 생체가 활성화되고 신진대사가 좋아지는 것입니다.

이들 조직염과 미량원소의 균형이 깨지는 원인으로 가장 먼저 들 수 있는 것은 심신의 괴로움이나 스트레스, 분노, 질투, 슬픔, 공포, 불안 같은 부정적인 감정입니다. 요즘 세상은 바쁘게 돌아가서 느긋하게 대화를 나눌 여유도 없고 얽힌 매듭을 풀 시간도 없습니다. 그리고 인간관계는 한층 복잡해졌죠. 그래서 긴장감이나 분노를 해결하지 못하고 계속 갖고 있으니 생명조직염이나 필수미량원소를 소진하게 됩니다. 어떤 원소가 부족한가에 따라서 그 사람의 성격이 정해질 정도로 말입니다. 예를 들어 칼륨이 부족하면 신경이 곤두서고 안절부절못하며 침착함을 잃고 완고한 사람이 됩니다. 또 안절부절못하고 불안정하기 때문에 신경이 곤두선 채 칼륨을 소진하게 되죠. 이런 악순환이 있습니다.

요즘 사람들은 살아가기 위해 필요한 에너지의 5배 이상을 단숨에 써버립니다. 느긋하고 온화한 태도로 살아가기 위해서는 마음의 수행도 필요합니다.

생명조직염이나 필수미량원소의 균형이 흐트러지는 두 번째 원인으로 나쁜 환경, 약, 보존제, 호르몬제 등의 인공적인 요인이 있습니다. 또 치아 충전재나 예방접종에 쓰이는 방부제 등으로 인해 중금속이 체내에 쌓여 몸과 마음에 여러 가지 문제를 일으킬 가능성도 생각할 수 있죠. 원인을 모른 채 괴로워하는 분이 많습니다. 중금속 때문에 성격이 변한 사람들에게도 환경원소 레메디는 아주 중요합니다. 이 레메디를 능숙하게 골라 씀으로써 자신답고 활발한 인생을 살아갈 수 있을 것입니다.

2002년 4월 1일

유이 토라코

생활이 편리해진 현대인의 건강 상태는 점점 나빠지고 있습니다. 지금의 환경과 식생활로는 건강한 몸과 마음을 만들기 어렵겠구나 싶습니다.

편리함을 중시하는 이상, 보존제가 사라질 일은 없겠죠. 보기 좋은 것만 찾기 때문에 농약은 줄어들지 않을 겁니다. 세균을 혐오하니 염소도 줄지 않고요. 사람들이 자가용 대신 대중교통을 이용하지 않으면 공해는 줄지 않을 겁니다. 24시간 편의점이 채소 가게와 생선 가게를 대신하는 상황에서는 신선하고 자연적인 먹거리를 손에 넣을 수 없습니다. 싼 것만을 추구하는 마음이 소중한 것을 점점 앗아가고 있습니다. 비싸도 정말 좋은 물건을 선택해 소중히 쓰고 가까운 곳에서 생산한 신선한 먹거리를 감사히 먹어야 한다는 당연한 사실을 잊어버리고, 대량생산과 대량소비를 하는 기묘한 사회에서 살아가는 것이죠.

지금은 먹거리라 할 수 없는 식품이 산더미처럼 많기 때문에 가정을 꾸리는 주부는 무엇을 선택해야 좋을지 파악해야 합니다. 자연식이란 무엇일까요? 가까운 곳에서 생산한 제철 먹거리가 가장 신선하고 영양가 있는 것입니다. 그리고 주식은 정제된 것이 아니라 잡곡이어야 합니다. 잡곡의 배아가 아주 중요하다는 뜻입니다.

흰 쌀, 흰 밀가루, 백설탕, 흰 파스타, 흰 우동……. 이런 것을 주식으로 해서는 속이 편할 리 없습니다. 정제된 흰 음식은 먹기 쉽고 소화가 편할지 모르지만 몸이 게을러지고 소화기가 약해져, 결국 마음도 약해지고 인내심이 부족하게 됩니다.

정제한 것은 애초에 자연적이지 않습니다. 백설탕을 비롯해 정제된 것만 먹으니 체내가 부패하는 것입니다. 체내가 부패하면 체독이 생기고 피가 탁해집니다. 체내 환경이 개선되려면 잡곡이나 무, 사과를 비롯해 잎채소, 뿌리채소, 과일을 껍질째 씨앗까지 먹어야 합니다. 제가 영국에 있을 때 한 동급생이 커다랗고 신 포도를 껍질째 그리고 씨앗까지 먹어서 놀랐습니다. 저도 그때 배워서 계속 그렇게 먹습니다. 물론 수박씨는 좀처럼 깨물지 못하고 그대로 삼키는 바람에 담낭이 아팠던 경험이 있어서 먹지 않기로 했지만요.

저는 뭐든 잘 먹지만 으름덩굴 씨앗을 먹고 난 뒤 세 시간이나 입이 얼얼하고 속이 쓰려 고생했습니다. 옛날 사람이 먹지 않았던 음식은 우리도 먹지 말아야 합니다.

도시 한복판에 살아도 자연적이고 신선한 먹거리를 고를 수 있다고 생각합니다. 재료를 필요 이상 가공하지 않으면 그만큼 시간도 덜 걸리고, 영양가도 높은 먹거리를 먹을 수 있습니다. 염소를 어느 정도 제거할 수만 있다면 생수 쪽이 몸을 건강하게 만들어줍니다. 아울러 채소도 조리하지 않고 생으로 먹으면 여러 가지 균이 몸에 들어와 저항력을 키워줍니다.

열을 가한 음식만 먹는 방법이 있습니다. 어떤 분이 위암 때문에 이 방법을 해본 결과 위암은 커지지 않고 퍼지지도 않았지만, 같은 크기인데도 보다 깊숙이 침식해 췌장까지 관통했다고 합니다. 몸에 중요한 중성지방산이나 비타민을 비롯한 특정 영양소들은 열로 파괴됩니다. 그런 영양소들을 직접 만들어내는 것은 몸에 있어 큰 부담입니다. 한편 가열한 음식만 먹으면 음식물의 질을 직접 변화시키는 소화력이나 잡균에 대한 저항력이 떨어지지 않을까 걱정되기도 합니다. 특히 아프지도 않은 사람이 건강마니아가 되어 의지를 불태우며 가열한 음식만 먹어봐야 건강해지기는커녕, 병에 걸릴 위험을 키우는 것이라고 생각합니다. 몸에 편한 짓만 하면 몸은 거기에 익숙해지기 마련입니다. 제가 아는 한 이탈리아 사람은 3년 동안 몸에 편한 가열식만 지속하다가 그만두고 보통 식사로 돌아간 순간 위궤양에 걸렸습니다. 철저하게 식습관을 유지하려면 여유와 끈기가 있어야 합니다. 약한 불로 살살 익히면 미네랄이 변질되지 않고 영양도 그대로 남아 있습니다. 시간이 없는 현대인에게는 힘들지도 모르겠습니다.

일찍이 히포크라테스가 말했듯, 병에 걸렸을 때는 생채소를 잘 씹어 먹어야 합니다. 생명에너지가 있는 신선한 채소에는 미네랄이나 미량원소가 많습니다. 이것을 먹음으로써 피가 깨끗해지고 잘 부패하지 않게 됩니다. 보글보글 끓는 냄비 뚜껑을 열고 "아, 좋은 냄새~"하는 순간 이미 비타민C, 비타민K, 비타민D, 비타민E 등이 빠져나가버리는 거죠. 또한 채소를 삶은 물을 그냥 버리면 그 물과 함께 미네랄도 버리는 것입니다. 그러므로 원칙대로라면 뚜껑을 열었을 때 바로 먹고, 냉장고에 넣은 지 사흘 지난 음식은 먹지 말아야 합니다. 식구들이 하루에 다 먹을 수 있는 양을 파악해서 남기지 않는 것이 중요합니다.

문둥병은 반쯤 썩은 음식을 먹음으로써 장이 부패하여 그 독이 신체 말단부로 퍼져 썩어가는 것이지, 나병 균에 감염되는 것이 아닙니다. 나병 환자에 대한 편견은 빨리 사라져야 한다고 생각합니다.

 몸을 생각하면 냉방이나 난방에만 기댈 것이 아니라 더운 여름과 추운 겨울을 견디는 게 필요합니다. 그래야 몸과 마음이 단련되고, 저항력도 생깁니다. 몸은 환경과 부딪치면서 단련되고, 그 마찰 속에서 저항력을 길러 왔습니다. 지금의 쾌적한 생활은 감사한 일이지만 한편으로 그 때문에 우리의 생명력을 잃어가는 것 같기도 합니다. 제가 영국에 있다가 일본으로 돌아와 산 집은 지은 지 40년 된 낡은 집이었습니다. 겨울 아침에는 집에 있을 때도 입김이 나올 정도로 추웠습니다. 하지만 온도에 따라 자동적으로 난방 스위치가 켜지는 영국에 살았을 때보다 한결 건강해졌죠.

35세, 여성

[내원 이유]

불임. 몸이 차서 겨울이 너무 싫다. 손발은 얼음처럼 차가운데 얼굴만 화끈거린다. 발은 동상에 걸린다. 애써 따뜻한 음식을 먹고 두꺼운 옷을 입는다. 차가운 음식은 절대 먹지 않는다. 빈뇨가 있다. 어릴 땐 이 정도는 아니었는데 점점 냉한 체질이 되었다. 여름을 탄다.

[객관적인 시선]

얼굴에 붓기가 조금 있고 피부는 희다. 이런 사람은 수분 대사가 잘 되지 않고 따뜻한 음식을 계속 먹음으로써 몸이 나른해진 것이다. 그리고 신장 기능도 떨어져 있다.

[상담 내용]

유이: 여름에 수영하러 바다에 가나요?

여성: 여름을 타서 바다에는 안 갑니다. 햇빛 알레르기 때문에 발진이 돋아서요.

유이: 면역력이 떨어진 거예요.

여성: 태양빛은 피부암의 원인이라고 해서 다들 싫어하잖아요?

유이: 태양빛을 쬔다고 다 피부암에 걸리는 건 아닙니다. 우리는 황인종이니까 멜라닌 색소가 많죠. 태양빛을 쬔다고 해서 피부암에 걸릴 거라는 생각은 안 드네요.

여성: 저는 여름에도 긴소매를 입고 선글라스 끼고 양산 쓰고 밖에 나가요.

유이: 뭔가 방향을 잘못 잡으신 것 같네요. 우리는 태양빛을 직접 보는 게 아닙니다. 땅에서 반사된 태양빛을 보는 것이고, 이 빛이 우리 눈에 들어가면 면역력이 높아집니다. 여름에 태양빛을 잔뜩 받고 바다에 들어가면 몸이 건강해져 감기에도 잘 걸리지 않습니다. 태양빛은 치유를 해주거든요. 자외선은 칼슘 형성에 필요한 한편 DNA를 상처 입히는데, 우리 몸은 그것을 극복할 만한 자기치유력이 있어서 복구를 합니다. 그런 측면에서 보면 자외선이 몸에 해로울지 모르지만, 아주 적은 양의 독이 생체 기능을 높이듯 적당한 일광욕은 몸을 깨끗하고 강하게 만드는 역할을 한답니다.

여성: 저처럼 약한 몸으로는 바로 시작하기 어렵겠죠?

유이: 자연적인 생활을 하면 점점 몸이 좋아집니다. 매일 아침 집의 창문을 열고 환기를 시키세요. 음식은 신선한 재료를 지나치게 조리하지 말고 드세요. 특히 생수와 제철채소, 과일을 드세요. 그리고 비가 오거나 바람이 많은 날에도 나가서 바깥 공기를 마시는 겁니다. 작은 일에 연연해하지 말구요.

[처방]

아침 Ferr-phos+Calc-phos 9X×1병

밤① Ars-alb 200C×3일간

(체력 없음. 냉한 몸. 약한 신장. 작은 일에 연연함. 겨울에 나른함.)

그 뒤 2주 간격을 두었다.

밤② Nat-mur 200C×3일간

(부종. 수분 순환이 나쁨. 불임. 태양 발진)

[경과]

-한 달 뒤

지나치게 달거나 신 음식을 먹지 않게 되었다.

몸이 조금 따뜻해진 것 같다.

식욕도 늘고 살도 조금 쪘다.

생리 전 초조감이 줄었다.

[상담 내용]

여성: 제철 과일이 맛있어요. 전에는 냉증이라 거의 안 먹었는데 딸기도
　　　 귤도 맛있어요.

유이: 단 게 먹고 싶을 때는 단 과일을 먹는 겁니다. 과당은 소화되어 에
　　　 너지로 변하는데 힘이 필요하기 때문에 간단히 변하지는 않아요.
　　　 하지만 백설탕은 바로 에너지로 변하니까 몸이 게을러져서 소화를
　　　 시키려고 안 합니다. 그런 이유로 당뇨병 경향이 생기기도 합니다.

여성: 설탕을 먹지 않는 게 좋을까요?

유이: 요즘의 생활에서는 전혀 안 먹을 수 없겠죠. 단 지나치게 먹지 않도록 주의해야 합니다. 특히 백설탕은 먹지 않는 게 좋아요. 정제된 것은 자연적이지 않습니다. 정제해서 한 가지 성분만 있는 물질은 자연에 존재하지 않거든요. 정제된 것은 몸에는 독입니다. 영양은 정제하고 버린 쪽에 있습니다. 백설탕을 가급적 흑설탕으로 바꿔 쓰는 게 좋죠. 소금도 솥에서 찐 것보다 천일염을 권합니다.

여성: 소금도 자연적이지 않나요?

유이: 우리가 먹는 소금은 화학적으로 정제된 99퍼센트 염화나트륨입니다. 여기에 마그네슘을 인공적으로 가미한 소금도 나왔는데요, 결국 인공 소금입니다. 바닷물은 우리의 체액에 가까운 미네랄로 구성되어 있고 그밖에도 여러 미네랄이 들어 있죠. 자연 소금은 정제 소금보다 풍미가 진하고 순합니다. 저는 아플 때 옷을 다 벗고 툇마루에 누워 한 시간 정도 일광욕을 하고 천일염 한 조각을 핥아먹습니다. 그러면 금세 좋아진답니다.

원인이 환경에 있는데 레메디만 먹고 건강해질 수는 없죠. 동종요법의 아버지 하네만은 그가 쓴 동종요법 교과서 〈오르가논〉에서 이렇게 말합니다. "좋은 공기를 마시고, 신선한 음식을 먹고, 약이나 수술은 가급적 피하고, 마음을 바르게 가지면 병에 걸리지 않는다!" 또 하나, 온천에 가는 것만으로 치유되지 않습니다. 온천에 들어있는 미네랄을 몸에 미량 받아들이는 것은 좋지만 지나치면 역효과가 난다는 '과유불급'의 원칙을 말하는 거예요. 즉 햇빛도, 술도, 바깥

공기도, 소금이나 설탕도 적절한 양이 있다는 말이죠.

여성: 사람들은 건강해지려고 여러 비타민이나 건강식품을 먹잖아요.

유이: 건강해지고 싶다면 자연으로 돌아가야 합니다. 하지만 지금은 이런 자연조차 모르는 젊은이들도 있어요. 편의점이 생기고, 맛이 강한 향신료를 넣은 음식에 익숙해져 싱거운 맛으로는 만족하지 못하는 사람들이 더 강한 자극을 찾으며 살아갑니다. 맛도 생활도 성생활도 격렬하게 변했습니다. 이런 환경에 있으니 담백한 맛과 소박한 정서는 절대 알아주지 않을 정도로 맛도 마음도 둔감해지는 거죠.

여성: 확실히 매운 음식이 점점 늘어나는 것 같아요.

유이: 제가 약 20년 동안 영국에 있다가 일본에 돌아와서 가장 놀란 점은 카레가 너무 맵다는 것이었습니다. 그리고 민트 류가 너무 많고 다들 커피를 마셔서 놀랐습니다. 20년 사이에 자극물 투성이가 된 거죠. 저는 그런 자극적인 음식을 먹을 수 없었습니다. 싱거운 재료의 맛은 그 속에 없었어요. 그에 비례해서 사람들의 마음과 태도도 날카롭고 거칠어졌습니다. '서로 돕자'는 느낌은 전혀 받지 못했죠. "상관 마."라든가 "다가오면 베겠어." 같은 과민한 분위기를 풍기고 있었죠. 그런데 한 사람 한 사람 얼굴을 맞대고 이야기해 보면 다들 괴로워하고 있었고, 그 괴로움을 어떻게 해야 할지 모른 채 '무감정'과 '무감동'을 가장하고 있었습니다. 이야기를 해 보면 '좋은 사람'들뿐이었습니다. 저는 한 사람과 보통 45분 정도 이야기를 나누고 진단을 하는데, 모든 사람들이 각자의 괴로움을 안고 있더군요.

여성: 그런 괴로움을 가족이나 친구에게 솔직히 드러내면 좋을 텐데요.

유이: 그렇죠. 하지만 남들이 자신을 비웃거나 이상하다고 생각지 않을까 싶어 억제하다 보니 인생 자체를 모르게 되고, 그런 욕구가 채워지지 않으니 물질적인 자극을 추구하게 된 것이 아닐까 합니다.

여성: 영양 부족 때문에 짜증이 나는 게 아니고요?

유이: 그 말도 맞아요. 예를 들어 칼슘이 부족하면 짜증 나고 성질이 까다로워져서 잘 싸우고 우울증이 생깁니다. 나트륨이 부족하면 감정이 마비되어 즐거움이나 슬픔, 감동을 모르게 됩니다. (자세한 이야기는 뒤에 하겠습니다.)

여성: 건강한 몸을 만들기 위해 동물성 단백질을 먹으라는 이야기를 듣는데요, 고기는 좋지 않은 건가요?

유이: 저희 동종요법 전문가들 중에는 고기를 안 먹는 사람이 많지만, 생선이나 토종닭 같은 것은 먹습니다. 콩이나 뿌리채소, 잎채소를 듬뿍 먹으면 고기나 생선은 필요 없어요. 저희 회사에서는 점심식사를 만들어 다 같이 먹습니다. 만든다고 해도 늘어놓을 뿐이지만요. 주식은 현미를 포함한 열세 종류의 잡곡밥, 부식은 생야채, 데친 채소, 절임류, 생선, 낫토, 냉두부 등입니다. 저희 학생이나 환자들은 그 밥상을 보고 "음식이 너무 단출해요!"라며 놀라지만 이걸로 충분하답니다.

지금 일하는 건물로 이사 왔을 때에는 각자 시판 도시락을 사먹었어요. 그런데 저를 비롯해 다들 속이 쓰리고 대변 상태가 나빠졌습니다. 그래서 밥은 직접 짓고 채소 중심의 반찬을 사와서 먹었더니 사원들이 쌩쌩해졌답니다. 머리가 멍해지거나 기운이 떨어지지 않게 되었죠. 시판 도시락에 들어간 기름이나 보존제, 방부제, 향료가 몸을 나쁘게 만들었던 겁니다. 이럴 때는 레메디를 먹는 것보다 먹거리를 바꾸는 게 맞습니다. 환경이 자연스럽지 않으면 그 자체가 이미 병이기 때문에 우리 몸도 병에 걸릴 수밖에요. 그러므로 일상에서 부자연스러운 음식을 먹지 않도록 조심하고 절제하면서 병에 걸리지 않는 몸을 만들어가야 합니다. 그런 생활 태도와 생명조직염의 보조 레메디가 중요해요.

여성: 말씀을 들으니, 그동안 저도 제 생활을 바로잡지 않고 가볍게 레메디에만 의존한 적이 많았네요. 참고가 많이 되었습니다. '조금 나른하다' 싶을 때는 식생활을 개선하고 마음을 바로잡아야 되겠군요.

유이: 맞아요. 그리고 생명조직염 레메디나 생체원소 레메디는 피, 뼈, 신경 등 몸의 세포 활성을 돕고 나쁜 환경에 기인한 여러 체독을 배출시켜주기 때문에 영양 균형을 보조하는데 가장 적합합니다. 아이, 임산부, 성장기에 있는 학생, 노인, 체력이 바닥난 노동자, 병에서 막 회복한 사람, 피곤하거나 나른한 사람들에게 잘 맞습니다.

생체원소

우리 몸을 구성하는 생체원소는 크게 아래 네 가지로 나눌 수 있습니다.

다량원소(체내 존재량 1퍼센트 이상)	
산소(O) (65%) ◎	질소(N) (3.0%) ◎
탄소(C) (18%) ◎	칼슘(Ca) (1.5%) ◎
수소(H) (10%) ◎	인(P) (1.0%) ◎

소량원소(체내 존재량 0.01퍼센트 이상)	
유황(S) (0.25%) ◎	염소(Cl) (0.15%) ◎
칼륨(K) (0.20%) ◎	마그네슘(Mg) (0.05%) ◎
나트륨(Na) (0.15%) ◎	

미량원소(체내 존재량 0.0001~0.01퍼센트)	
철(Fe) (0.0086%) ◎	루비듐(Rb) (0.00046%) ○
불소(F) (0.0043%) ◎	납(Pb) (0.00017%) ○
규소(Si) (0.0029%) ◎	망간(Mn) (0.00014%) ◎
아연(Zn) (0.0029%) ◎	구리(Cu) (0.00011%) ◎
스트론튬(Sr) (0.00046%) ○	

초미량원소(체내 존재량 0.0001퍼센트 이하)	
알루미늄(Al) (0.000086%) ×	몰리브덴(Mo) (0.000014%) ◎
카드뮴(Cd) (0.000071%) ×	니켈(Ni) (0.000014%) ◎
주석(Sn) (0.000029%) ○	붕소(B) (0.000014%) ○
바륨(Ba) (0.000024%) ×	크롬(Cr) (0.0000028%) ◎
수은(Hg) (0.000019%) ×	비소(As) (0.0000028%) ○
셀레늄(Se) (0.000017%) ◎	코발트(Co) (0.0000029%) ◎
요오드(I) (0.000016%) ◎	바나듐(V) (0.00000029%) ○
그 외에 브롬(Br), 게르마늄(Ge), 오스뮴(Os)	

◎ 인간에게 필수적인 원소 ○ 인간에게 필수적이라고 생각되는 원소
× 환경에서 유입되어 인체에 악영향을 미친다고 생각되는 원소

필수미량원소

단백질, 지방, 탄수화물의 주요 구성 원소인 수소(H), 산소, 탄소(C), 질소(N)는 다량원소에 들어 있습니다. 생명조직염(바이탈 티슈솔트)을 구성하는 나트륨(Na), 마그네슘(Mg), 칼륨(K), 칼슘(Ca), 인(P), 유황(S), 염소(Cl)는 모두 다량원소와 소량원소에 들어 있습니다. 이들 11종류는 필수원소입니다. 이 중에서 나트륨, 마그네슘, 칼륨, 칼슘은 필수금속원소로 통칭 미네랄이라고 불립니다.

한편, 인체에 존재하는 미량원소는 20종류가 넘고 그 가운데 12종류가 필수미량원소로 인정받고 있습니다. 즉 철분(Fe), 불소(F), 규소(Si), 아연(Zn), 망간(Mn), 구리(Cu), 셀레늄(Se), 요오드(I), 몰리브덴(Mo), 니켈(Ni), 크롬(Cr), 코발트(Co)입니다. 이밖에도 스트론튬(Sr), 루비듐(Rb), 납(Pb), 주석(Sn), 붕소(B), 비소(As), 바나듐(V), 오스뮴(Os)도 필수미량원소라 할 수 있습니다. 필수미량원소는 몸에 존재하는 비율이 0.01퍼센트 아래이지만 인간이 살아가기 위해 반드시 필요한 원소입니다.

미량원소는 주로 효소의 구성 성분이 되어 촉매 활성이나 호르몬 활성에 관여하고 생리 작용에 중요한 역할을 합니다. 생명조직염의 장에도 설명하겠지만 유기 시스템을 움직이기 위해서는 무기원소가 필요합니다. 특히 금속원소는 여러 화학 작용을 낮은 에너지로 일으키기 위한 촉매로서 중요합니다. 마찬가지로 미량원소도 신체 본래의 기능을 잘 수행하도록 조절합니다. 미량원소가 부족하면 그 (금속)원소가 제어하는 신체 기능이 잘 돌아가지 않습니다.

하지만 미량원소는 이름 그대로 아주 적은 양으로 생체를 조절하기 때문에 미량원소가 좋다고 미국식으로 건강식품이나 영양제를 대량 섭취하면 생체 기능이 흐트러집니다. 아무리 미량원소가 필요하다 해도 한 가지를 지나치게 많이 먹으면 독이 되고 맙니다. 특히 셀레늄, 아연, 구리 등은 필요한 양과 과다한 양이 비슷한 원소이므로 조심해야 합니다. 또 우리 몸의 모든 구성원소는 다른 원소와 상호 관계를 갖기 때문에 어느 하나의 균형이 깨지면 결국 전체의 균형이 무너집니다. 아무리 몸에 좋다고 해도 그것만 많이 먹으면 결국 병을 만드는 원인이 됩니다.

미량원소를 섭취하는 가장 좋은 방법은 식사로 섭취하는 것입니다. 하지만 현대인의 식생활과 환경은 자연에서 멀어져 있기 때문에 몸의 어느 부분이 자연스럽고 어느 부분이 부자연스러운지 잘 인식하지 못합니다. 그래서 우리 몸에 필요하지 않은 중금속이나 여러 화학 물질을 밀어내지 못하거나 반대로 필요한 미네랄을 흡수할 수 없는 상황에 놓입니다. 인공적인 영양제를 먹는 시대, 약이나 환경을 통해 여러 금속이 몸에 들어올 기회가 많아서 어떤 원소가 부족하고 어떤 원소가 과잉인지 모르는 시대인 것입니다.

반물질적인 레메디란 물질적인 보충보다 정보 획득을 목적으로 하는 6~12X의 레메디를 말합니다. 반물질적인 레메디는 부족한 물질의 흡수력은 높이고 과잉인 물질의 배출은 촉진합니다. 몸에 어떤 부작용도 미치지 않고 자연치유력을 움직여 정상적인 균형을 되돌림으로써 미량원소의 균형을 잡아줍니다. 외부에서 보급한다는 발상으로는 근본적인 해결이 안 됩니다. 필요한 원소의 과부족을 바르게 인식해서 부족하면 흡수력을 높이고 지나치면 배출을 촉진하도록 자기 조절 기능이 제대로 움직이도록 해야 합니다.

미량원소의 적정량은 범위가 매우 좁습니다. 이를 조절하는 것은 생체이며, 생체의 지혜로밖에 할 수 없는 일입니다. 미량원소가 부족한 원인은 크게 두 가지로 생각할 수 있습니다. 하나는 식생활입니다. 정제된 음식만 먹으면 아무래도 우리 몸에 중요한 필수미네랄이 부족해지겠죠. 이러면 환경이 변할 수밖에 없을 겁니다. 두 번째는 필요한 것을 흡수하고 불필요한 것을 내보내는 능력이 떨어졌기 때문입니다. 이는 현대인의 위장 기능이 약해지고 필요한 물질의 과부족을 판단하는 몸의 지혜가 사라짐으로써 일어나는 일입니다. 그런 지혜가 사라지는 원인은 생명력의 정체입니다.

흡수력과 배출력은 같은 힘입니다. 순환할 힘이 약해지면 제대로 흡수하고 배출하는 힘이 떨어질 수밖에 없습니다. 뭔가에 얽매이거나 집착하면 제대로 내보낼 수 없습니다. 제대로 내보내지 못하면 순환할 힘을 잃는 것이고, 순환할 힘이 떨어지면 흡수할 힘도 없어집니다. 생명력의 흐름이 정체되면 배출도 흡수도 원활함을 잃게 됩니다. 흡수력과 배출력을 강화하는 가장 좋은 비결은 한 곳에 정체되지 않는 것입니다. 들어온 것은 흘려보내고 흘려보낸 것은 다시 들이는 것 말입니다. 그러므로 미량원소 성분의 영양제를 먹을 것이 아니라 바른 식생활(바다에서 잡은 것, 채소, 곡식을 주식으로 균형 잡힌 식사를 하는 것)을 하고 몸이 과부족을 올바르게 판

단할 수 있도록 도와주어야 합니다. 이렇게 도와주는 역할을 하는 것이 미량원소 레메디입니다. 미량원소 레메디로 자극하면 부족한 원소의 흡수력을 충분히 높일 수 있습니다. 그것은 특정원소와 관련된 세포의 대사가 원활해진 결과이기도 하죠.

다시 말하지만 필요한 것은 영양제가 아닙니다. 식사를 통해 필요한 원소를 스스로 흡수하고 불필요한 원소는 내보내기 위해 레메디로 자극하는 것입니다. 그리고 그 미량원소와 관련 있는 마음의 정체를 원활하게 해주고 적당한 운동으로 장을 되살려야 합니다.

일본인은 옛날부터 쌀을 주식으로 하고 된장과 간장으로 맛을 내며 어패류, 해조류, 채소, 콩을 반찬으로 먹는 균형 잡힌 식생활을 했습니다. 그것이 우리 몸에 자연스러운 식사입니다. 이러한 조상의 지혜를 지키는 것이 무엇보다 중요합니다.

생명조직염

① Calc-fluor 칼캐리아 플루오리카/불화칼슘

② Calc-phos 칼캐리아 포스포리카/인산칼슘

③ Calc-sulph 칼캐리아 설퍼리카/황산칼슘

④ Ferrum-phos 페럼 포스포리쿰/인화철

⑤ Kali-mur 칼리 뮤리아티쿰/염화칼륨

⑥ Kali-phos 칼리 포스포리쿰/인산칼륨

⑦ Kali-sulph 칼리 설퍼리쿰/황산칼륨

⑧ Mag-phos 마그네시아 포스포리카/인산마그네슘

⑨ Nat-mur 나트륨 뮤리아티쿰/염화나트륨

⑩ Nat-phos 나트륨 포스포리쿰/인산나트륨

⑪ Nat-sulph 나트륨 설퍼리쿰/황산나트륨

⑫ Silica 실리카/이산화규소

생명조직염이란 무엇인가?

생명조직염(Vital tissue salt, 바이탈 티슈솔트)는 간단하게 티슈솔트라 부르기도 하고 발견한 사람의 이름을 따라 슈슬러의 티슈솔트(슈슬러염)라고도 합니다. 생명조직염은 독일 동종요법 의사인 빌헬름 슈슬러(1821~1898)가 1875년에 발견한 레메디입니다. 우리 몸을 구성하는 12종류의 무기염이 있어 그것들이 부족해지면 질환이 생긴다고 했습니다. 그래서 그 부족한 무기염을 보충하면 기본적으로는 어떤 병도 고칠 수 있다고 생각했습니다.

12종류의 생명조직염은 금속원소(나트륨〈Na〉·마그네슘〈Mg〉·칼륨〈K〉·칼슘〈Ca〉·철〈Fe〉)와 비금속원소(불소〈F〉·규소〈Si〉·인〈P〉·유황〈S〉·염소〈Cl〉)의 조합으로 구성된 무기염입니다.

저는 이 생명조직염을 동종요법의 영양제 레메디, 혹은 증상에 대한 반물질적인 보조 레메디로 생각합니다. 동종요법에서는 영양제를 그다지 권하지 않지만, 이 생명조직염은 동종요법에서 인정하는 유일한 영양제입니다.

생명조직염을 보통 6X(100만 배 희석)~12X(1조 배 희석)를 사용합니다. 이 희석 배율은 물질적인 영양을 보급하지 않습니다. 생명조직염은 우선 무기염에 잠재된 능력을 끌어내는 독특한 방법으로 미세하게 만든 다음, 희석 진탕을 해서 무기염의 잠재력을 더욱 끄집어냅니다. 이렇게 하면 물질량은 줄어들지만 역으로 비물질적인 정보량은 늘어납니다. 하지만 그렇다고 30C처럼 물질이 완전히 없어진 것은 아닙니다.

제 경우, 생명조직염은 9X~12X(10억~1조 배 희석)를 사용하는데[1], 9X~12X 포텐시는 원물질~3X와 같은 물질적인 강도도 아니고 12X보다 높은 비물질적인 강도 아닌, 반(半)물질적인 강도라고 말할 수 있습니다. 물질적인 효과 자체는 6X로 완전히 없어집니다. 6X~12X 레메디는 이런 의미에서 반물질적인 레메디라고 할 수 있습니다.

부족한 미네랄은 생명조직염으로 보충하는 것이 좋습니다. 왜냐하면 12종류의 생명조직염이 우리 몸에 자연스러운 형태이기 때문입니다. 칼슘제 등을 먹으면 그것을 소화하고 흡수하기 위해 몸속의 칼슘을 소비하기 때문에 오히려 칼슘 부족을 일으키기도 하거든요.

10억~1조배로 희석·진탕한 생명조직염 레메디에는 각각의 생명조직염 정보가 보존되어 있고 그것을 먹음으로써 그 물질의 정보가 바로 몸에 흡수됩니다. 우리 몸은 그 정보와 자극을 받아들임으로써 물질에 대한 인식을 제대로 하게 되고 음식을 통하여 흡수하는 능력도 더 커집니다.

극단적인 이론이지만 우리에게 필요한 것은 정보이지, 반드시 물질인 것은 아닙니다.

물질의 인식은 리셉터(Receptor, 수용체)로 이루어지지만 물질이 서로 접

---

1 슈슬러가 제안했던 생명조직염의 포텐시는 6X입니다. 하지만 현재 쓰이는 생명조직염의 포텐시는 6X, 9X, 12X로, 동종요법 전문가마다 선호하는 포텐시가 다릅니다. 유이 토라코 선생님은 주로 12X를 쓰시기 때문에 일본에서 발매된 미네랄 키트의 포텐시는 몇 가지를 제외하고 대부분 12X입니다.

촉해서 인식되는 것이 아니라(생물학자들은 지금도 그런 환상을 갖고 있지만), 물을 통해서 진동하는 물질 정보를 인식하는 형태입니다. 물질 진동을 매개하는 물이 없으면 물질을 인식할 수 없습니다.

영양 흡수력이란 물질 정보의 흡수력이며, 그것은 생명력이 영양을 만들어내는 힘과 같습니다. 생명력이 흐른다는 것은 본래의 자기 목적(기능)을 향해 똑바로 흐른다는 뜻입니다. 이런 상태에서는 필요한 물질(정보)이 있으면 그 목적에 맞게 물질(정보)을 얻을 수 있습니다(만들어냅니다). 이것이 흡수력입니다. 흡수력은 생명력이 얼마나 정체되지 않고 흐르는지와 관련이 있습니다.

반물질이자 반비물질(정보)인 생명조직염을 먹으면, 흐름이 약한 생명력이라도 흡수할 수 있습니다. 그리고 그 생명조직염을 흡수하면 생명력이 활성화됩니다.

평소 쓰는 레메디로 생명력의 흐름이 활성화되어도 필요한 무기염이 부족하면 그 무기염이 제어하는 몸의 기능이 잘 움직이지 않습니다. 생명조직염은 삐걱거리는 부분에 기름칠을 하여 신체 본래의 기능을 잘 움직이게 해 줍니다.

생명조직염은 우리 몸을 지배하는 근본적인 12종류 무기염을 물질 정보와 비물질 정보 양면에서 지원하면서 생명력이 원활히 흐르도록 하는 보조 레메디입니다.

슈슬러보다 앞서, 하네만은 이미 우리 몸에 무기염이 얼마나 중요한지 알고 있었고 그에 대한 조사를 철저히 했습니다. 특히 실리카(규소), 염화물, 칼륨염, 칼슘염의 위력은 대단하다고 말했습니다.

언뜻 생각하기에 생명조직염은 비활성적인 침전물처럼 보이지만 이런 무기염이 유기 시스템인 생명을 움직이게 합니다. 어떤 유기 시스템이 움직이려면 그 시스템에 동력을 주는 무기염이 있어야만 합니다. 생명조직염은 필요한 무기염을 공급하고 흡수력을 높여 멈춰 있던 유기 시스템을 움직이게 하는 것입니다.

보통 레메디를 처방할 때 그 사람이 가진 문제에 초점을 맞춰 심신을 각성시키는 한 가지 레메디만을 쓰지, 여러 레메디를 같이 처방하지는 않습니다. 그러나 생명조직염은 몇 종류를 혼합해서 쓰면 특정 문제를 해결할 수 있습니다.

포텐시 30C 이상인 레메디가 주 레메디라면 12X 이하는 보조 레메디라고 생각하면 됩니다. 보조 레메디는 증상에 따라 오래 복용해야 하기도 합니다.

생명조직염은 우리 몸의 미네랄 흡수를 높일 뿐만 아니라 미네랄 균형을 정돈해 줍니다. 생명조직염은 부족할 때는 흡수력을 높이고 과잉일 때는 배출을 촉진시킵니다. 레메디라는 것은 일종의 정보이며 체내의 미네랄균형이 흐트러져있다는 사실을 경고해줍니다. 그러면 자연치유력이 본래의 균형을 되찾으려고 합니다. 어떤 것이 부족하면 흡수력을 높이고 어떤 것이 과잉이면 내보내려고 움직입니다. 그 결과 생체가 활성화되고 신진대사가 좋아집니다.

생명조직염 사용 방법

만성 증상에 통상의 레메디를 쓰면 생명력이 자극을 받아 치유의 방향성을 따라 체독을 밖으로 밀어내려고 합니다. 동종요법에서는 이를 호전 반응이라고 합니다. 이 호전 반응에 대해 보조하는 레메디가 필요하고 그것은 누구라도 안심하고 쓸 수 있어야 한다는 생각에서 저는 생명조직염을 도입했습니다. 증상을 부드럽게 밀어내지 못하는 이유 가운데 하나가 필수 무기염 부족입니다. 그럴 때 적절한 생명조직염 레메디를 쓰는 게 중요합니다.

앞서도 말했듯, 증상에 맞춰 적절하게 혼합함으로써 상승효과를 내지만 기본적으로는 한 번에 한 종류의 생명조직염 레메디를 먹고 상태를 봅니다. 약물학으로 적합한 생명력을 찾는 것과 동시에 레퍼토리로 증상을 보아 적절한 것을 찾습니다. 여러 개의 레메디가 나올 때에는 그 가운데 자신에게 가장 적합하다 싶은 생명조직염 레메디를 선택합니다.

현재의 증상에 적합한 것이 혼합 레메디 중에 있으면 그것을 써도 좋습니다. 또 12종류의 생명조직염 중 자신의 증상에 딱 맞는 것이 있다면 시간대를 달리해 각각 병용해도 좋을 것입니다.

보조 레메디는 증상에 따라 오래 먹기도 합니다.(일반적으로 쓰는 30~200C 레메디는 오래 먹지 않습니다.) 생명조직염은 9X~12X 포텐시, 즉 10억~1조

억으로 희석된 것이므로 지나치게 먹었다고 물질적인 부작용이 일어나지는 않습니다. 아기부터 고령인 사람까지 안심하고 먹을 수 있는 보조 레메디인 생명조직염은 여러 상황에서 쓸 수 있습니다.

생명조직염 사용 예시

레메디를 먹고 호전 반응이 있을 때

만성 증상이거나 부자연스러운 형태로 적응했을 때 레메디를 먹으면 호전 반응이 일어날 수 있습니다. 그럴 때 증상을 부드럽게 밀어낼 수 있는 생명조직염을 적절하게 선택하여 보조해 주세요.

적합한 생명조직염 레메디 한 알을 먹고 증상의 정도에 따라 반복하십시오. 증상이 가라앉으면 하루 1~2알 한동안 반복해서 드십시오. 일반적인 30~200C 레메디와 같이 쓸 때에는 시간대를 달리해서 드세요.

급성일 때

적합한 생명조직염을 한 알 먹고* 급성 정도에 따라 반복(5분마다, 20분마다, 1시간마다, 2시간마다…)하십시오. 일반적인(30, 200C의) 레메디를 같이 쓸 때에는 급성의 정도에 따라 3분에서 20분 이상 간격을 두고 드십시오.

* 증상이 변화하지 않으면 레메디를 바꾸어보십시오.

만성일 때

적합한 생명조직염 레메디를 하루 1~2회(1회 한 알), 1~3개월 정도 드십시오.

예: 골다공증 TS-21 1일 1회×3개월(1일 2회×2개월)

다른 레메디와 같이 쓸 때에는 시간대를 달리하여 드십시오.

예: 아침…TS-21(1병) 밤…Calc-carb 30C(1주간)

체질의 문제

뼈의 질이 나쁠 때(TS-21), 피부의 질이 나쁠 때(TS-05), 머리카락의 질이 나쁠 때(TS-02), 전체적으로 몸이 좋지 않을 때(Vital salt) 등 체질의 문제에 따라 쓸 때에는 하루 1~2알씩(약 1~3개월) 드십시오.

세포활성염

① Ars-iod 알세니쿰 아이오덤/요오드화비소 (12X)

② Calc-carb 칼캐리아 카르보니카/탄산칼슘 (12X)

③ Cuprum-ars 큐프럼 알세니쿰/아비산구리 (12X)

④ Hepar-sulph 헤파 설퍼/황산칼슘 (12X)

⑤ Kali-alumina-sulph 황산알루미나칼륨 (12X)

⑥ Kali-ars 칼리 알세니쿰/비산칼륨 (12X)

⑦ Kali-brom 칼리 브로마툼/취화칼륨 (12X)

⑧ Kali-iod 칼리 아이오덤/요오드화칼륨 (12X)

⑨ Lithium-mur 리듐 뮤어/염화리듐 (12X)

⑩ Mangan-sulph 망간 설퍼/황산망간 (12X)

⑪ Nat-bicarb 나트륨 바이커브/탄산수소나트륨 (12X)

⑫ Zinc-mur 징쿰 뮤리아티쿰/염화아연 (12C)

12종류의 세포활성염은 생명조직염과 마찬가지로 실제 조직이나 혈액 속에 존재하는 무기염으로 생명조직염을 보완해 주는 역할을 합니다.

동종요법에서는 생명조직염이 미네랄 균형(나트륨, 칼륨, 마그네슘, 칼슘의 균형)이나 생체 제어와 관계있다고 보고, 세포활성염은 미네랄 균형, 생체

제어, 미량원소의 균형과 관계있다고 봅니다. 그래서 생명조직염처럼 세포활성염의 균형이 무너지면 병에 걸리는데, 이렇게 세포활성염의 균형이 무너지는 원인은 생명력의 정체에 있다고 생각합니다.

12종류의 세포활성염 레메디로 세포활성염이나 생명조직염의 균형(미량원소, 미네랄균형)을 잡으면서 생명력의 정체를 원활하게 풀어주는 것이 중요합니다. 보통 세포활성염은 생명조직염을 써도 정체가 잘 풀리지 않을 때 사용합니다. 대부분의 문제는 생명조직염의 균형이 무너진 데 있기 때문에 생명조직염으로 대처할 수 있지만, 그래도 잘 풀리지 않을 때에는 세포활성염 레메디를 써야 한다는 뜻입니다.

세포활성염 사용 예시

레메디를 먹고 호전 반응이 있을 때

만성 증상이거나 몸이 상황에 부자연스러운 형태로 적응했을 때 레메디를 먹으면 호전 반응이 일어날 수 있습니다. 그럴 때 증상을 부드럽게 밀어낼 수 있는 적절한 보조 레메디(생명조직염, 세포활성염, 미량원소 등의 레메디)를 써 보세요.

적합한 보조 레메디를 한 알 먹고 증상의 정도에 따라 반복하십시오. 증상이 가라앉으면 적합한 보조 레메디를 하루 한 알씩 한동안 드셔 보세요.

다른 레메디와 같이 쓸 때에는 시간대를 달리하여 드십시오.

급성일 때

적합한 레메디 한 알을 먹고 정도에 따라 반복(5분마다, 20분마다, 1시간마다, 2시간마다…)하십시오.

일반적으로 사용하는 30~200C 레메디를 같이 쓸 때는 급성의 정도에 따라 3분에서 20분 이상 간격을 두고 드십시오.

* 증상이 달라지지 않으면 레메디를 바꾸어 보십시오.

만성일 때

적합한 보조 레메디를 하루 1회, 몇 주 동안 드십시오.

예: 위통과 통풍 Nat-bicarb 12X×1개월 (하루 한 알)

다른 레메디와 같이 쓸 때에는 시간대를 달리하여 드십시오.

예: 아침⋯Nat-bicarb 12X×1병 밤⋯Nat-phos 30C (1주간)

예: 고창 증상이 있어 늘 배에 가스가 차 있다.

Kali-alumina-sulph 12X×2주간 (하루 한 알)

필수미량원소와 환경원소 레메디

환경원소는 환경으로부터 받아들이는 원소를 말합니다. 여기에는 치아 충전재로부터 몸에 들어오는 것도 포함됩니다.

1 Alumina (알루미늄)	Al 환경원소
2 Arg-met (은)	Ag 환경원소(치아)
3 Aurum (금)	Au 환경원소(치아)
4 Borax (붕소)	B 필수미량원소
5 Bromium (브롬)	Br (필수미량원소)
6 Chlorum (염소)	Cl 환경원소
7 Chromium (크롬)	Cr 필수미량원소 환경원소
8 Cobaltum (코발트)	Co 필수미량원소
9 Cuprum (구리)	Cu 필수미량원소 환경원소(치아)
10 Fluor (불소)	F 환경원소(치아)
11 Germanium (게르마늄)	Ge (필수미량원소)
12 Iodium (요소)	I 필수미량원소
13 Manganum (망간)	Mn 필수미량원소
14 Molybden (몰리브덴)	Mo 필수미량원소
15 Niccolum (니켈)	Ni 필수미량원소 환경원소(치아)
16 Osmium (오스뮴)	Os (필수미량원소)
17 Palladium (팔라듐)	Pd 환경원소(치아)
18 Platina (플래티나)	Pt 환경원소(치아)
19 Plumbum (납)	Pb (필수미량원소) 환경원소
20 Rubidium (루비듐)	Rb 필수미량원소
21 Selenium (셀레늄)	Se 필수미량원소
22 Stannum (주석)	Sn 필수미량원소 환경원소(치아)
23 Strontium (스트론튬)	St 필수미량원소
24 Vanadium (바나듐)	V 필수미량원소
25 Zincum (아연)	Zn 필수미량원소

그 외 미량원소 레메디

① Borax 보락스/붕소 (12C)

② Cobaltum 코발튬/코발트 (12X)

③ Chromium 크로뮴/크롬 (12X)

④ Germanium 저마늄/게르마늄 (12X)

⑤ Molybdenium 몰리브데넘/몰리브덴 (12C)

⑥ Niccolum 니콜럼/니켈 (12X)

⑦ Osmium 오스뮴/오스뮴 (12X)

⑧ Rubidium-mur 루비듐뮤어/염화류비듐 (9C)

⑨ Selenium 셀레늄/셀렌 (12X)

⑩ Stannum 스태넘/주석 (12X)

⑪ Strontium-carb 스트론튬 커브/염산스트론튬 (12X)

⑫ Vanadium 바나듐/바나듐 (12X)

생명조직염과 세포활성염 그리고 위에 있는 12종류의 레메디를 더하면 우리 몸에 반드시 필요한 모든 원소를 망라할 수 있습니다. 이들 원소는 아주 적은 양이지만 우리 몸에 존재하고 생명과 밀접하게 관련된 원소입니다. 당연히 여러 질환과도 관련이 있다고 볼 수 있겠습니다.

환경원소 레메디

① Alumina 알루미나/산화알루미늄 (12X)

② Arg-met 알지메트/은 (12X)

③ Aurum 오럼/금 (12X)

④ Chlorum 클로럼/염소 (12X)

⑤ Chromium 크로뮴/크롬 (12X)

⑥ Cuprum 큐프럼/구리 (12X)

⑦ Fluor-acid 플로릭액시드/불소 (12X)

⑧ Niccolum 니콜럼/니켈 (12X)

⑨ Palladium 팔라듐/팔라듐 (12X)

⑩ Platina 플래타이너/플래티나 (12X)

⑪ Plumbum 플럼범/납 (12X)

⑫ Stannum 스태넘/주석 (12X)

이밖에 다른 원소들이 있지만 생략하겠습니다.

필수미량원소와 환경원소 레메디 사용 예시

필수미량원소 균형이 깨졌을 때

자신에게 부족하거나 지나치다고 생각하는 필수미량원소 레메디를 몇 주간 먹는다.

〈예〉아무래도 구리의 균형이 안 좋은 것 같은데 어쩌죠?

      Cuprum-ars 12X×2주간(하루 1알)

      Cuprum 12X×2주간(하루 1알)

금속원소 중독일 때

자신에게 축적된 것 같은 금속원소 레메디를 2주간 먹는다.

〈예〉알루미늄 Alumina 12X×2주간(하루 1알)

      납 Plumbum 12X×2주간(하루 1알)

비금속원소 중독일 때

자신에게 축적된 것 같은 비금속원소 레메디를 2주간 먹는다.

〈예〉불소 아침 Calc-fluor 12X×1병(하루 1알)

      밤 Fluor-acid 12X×2주간(하루 1알)

치아 충전재

치아에 금속 충전재를 했을 때, 그 금속 레메디를 먹는다.

〈예〉 아침 Hepar-sulph 12X×2주간(하루 1알) 금속 전반

　　　 점심 Arg-met 12X×2주간(하루 1알) 은

　　　 저녁 Mercurius 30C×2주간(하루 1알) 수은

알루미늄(Al) 은(Ag) 금(Au) 붕소(B)
브롬(Br) 칼슘(Ca) 염소(Cl) 코발트(Co)
크롬(Cr) 구리(Cu) 불소(F) 철(Fe) 게르
마늄(Ge) 요오드(I) 칼륨(K) 마그네슘
(Mg) 망간(Mn) 몰리브덴(Mo) 나트륨
(Na) 니켈(Ni) 오스뮴(Os) 인(P) 팔라듐
(Pd) 플래티나(Pt) 납(Pb) 루비듐(Rb)
유황(S) 셀레늄(Se) 규소(Si) 주석(Sn)
스트론튬(Sr) 바나듐(V) 아연(Zn)

1 알루미늄(Al)

Kali-alum-s(142쪽), Alumina(196쪽)

알루미늄은 우리 생활에 없어서는 안 될 물질이 되었습니다. 알루미늄은 땅, 바다, 대기 중에 있기 때문에 음식, 물, 공기를 통해 우리 몸에 들어옵니다. 단 바다와 대기 중의 알루미늄의 농도는 낮습니다. 자연계에 존재하는 알루미늄보다 식품첨가물(착색료, 발효조정제, 방부제, 팽창제 등)이나 여러 의약품과 화장품(치약, 샴푸 등에 들어가는 연마제), 냄비나 알루미늄 호일 등을 통해 몸으로 들어오는 알루미늄이 많습니다. 미국 성인 평균 알루미늄 섭취량은 하루 식사에서 3~10mg, 식품첨가물에서 25~50mg, 알루미늄으로 만든 조리 도구에서 약 2.5mg, 수돗물에서 약 1mg입니다. 조리 도구에서 나오는 알루미늄보다 의약품이나 화장품, 식품첨가물로 알루미늄을 섭취하는 정도가 늘었습니다.

인체에 존재하는 알루미늄은 60mg인데, 알루미늄이 어떤 역할을 하는지는 모릅니다. 알루미늄이 결핍된 동물 실험에서 특별한 이상이 없었던 점을 보면 지금 단계에서 우리 몸의 필수원소라고는 생각되지 않습니다.

알루미늄 이온은 철 이온과 화학적인 물질이 많이 닮아서 혈액 중의 트랜스페린[1]과 결합하여 각 조직으로 운반됩니다. 그러므로 알루미늄이 우리 몸에 지나치게 들어오면 뼈가 약해지거나 근육이 위축·경화됩니다. 또 뇌에 축적되어 알츠하이머를 일으키는 원인이 될 수도 있습니다.

---

1 체내에서 철분과 결합하여 철분을 각 조직으로 이동시키는 체내 단백질

동종요법의 생체원소 레메디는 각각의 원소가 부족한 사람의 경우에는 흡수력을 높이고 과잉인 사람의 경우에는 배출하게 합니다. 레메디의 자극을 받아 몸이 본래의 균형을 되찾게 되기 때문입니다. 현대는 알루미늄이 생활 전반에 퍼져 있죠. 이런 현대를 살아가는 사람들의 광택 없고 건조한 몸과 마음은 알루미늄이 지닌 광택 없는 건조함 그 자체와 닮았습니다. Alumina(산화알루미늄)은 현대인에게 꼭 필요한 레메디 중 하나입니다.

2 은(Ag)

Arg-met(199쪽)

은은 필수미량원소는 아닙니다. 하지만 치아 보충재 등 은 제품을 많이 쓰기 때문에 은의 체독을 내보내야 할 때가 생깁니다.

은은 열이나 전기가 가장 잘 통하는 금속이지만 그 때문에 구강 내에 금이나 다른 금속과 같이 있으면 늘 전류가 통하게 됩니다. 그래서 편두통이나 악관절증이 생기거나 머릿속에 번개가 치는 것 같은 느낌을 받습니다.

중금속(은, 수은, 구리, 납, 금, 팔라듐, 플래티나, 티타늄 등)은 몸에 미치는 문제도 심각하지만 정신에 미치는 문제가 더 심각합니다. 중금속 때문에 자신의 정체성을 잃고 인격, 성격이 변하며 다중 인격이 될 수도 있습니다.

3 금(Au)

Aurum(202쪽)

치아 충전재, 류머티즘 약, 금박을 넣은 술이나 과자 등을 통해 몸으로 들어옵니다. 치아 충전재로 쓰는 금속 가운데 비교적 문제가 적다고 해서 옛날에는 부자들이 금을 많이 썼습니다.

금이 몸에 들어오면 몸과 마음이 경직되고 의무감이 강해지며 류머티즘 때문에 뼈가 욱신거리는 통증을 느낍니다. 또 코뼈나 광대뼈가 부식되어 골암이 생길 가능성이 높아집니다.

4 붕소(B)

Borax(162쪽)

붕소는 비타민B3가 결핍되었을 때 칼슘, 인, 마그네슘 대사나 갑상선 호르몬(칼슘 조절과 관련)의 움직임과 관련이 있습니다. 붕소가 뼈에서 미네랄이 빠져나가지 못하게 해 골다공증을 예방한다고 하지만, 붕소의 생리 작용에 대해 아직 충분히 알려져 있지 않습니다.

동종요법에서는 붕소로부터 만든 레메디(Borax)가 어떤 특징을 지니는지 검증(프루빙)을 거쳐 자세히 알려져 있습니다. 이런 점에서 동종요법은 현대의학보다 앞서 있을지도 모르겠습니다.

우리 몸에서 붕소는 뼈에 가장 많고 치아, 머리카락, 비장, 간 순으로 존재합니다. 식물에 존재하는 붕소는 세포벽을 강하게 만들고 세포 신장을 촉진합니다.

붕소를 많이 함유한 식품은 녹황색 채소, 담색 채소, 과일입니다.

5 브롬(Br)

Kali-brom(146쪽), Bromium(205쪽)

브롬은 냄새가 자극적이며 연기를 뿜어내는 액체로, 최루 가스나 표백제, 정수기, 소독, 사진 현상에 쓰입니다. 브롬은 어떤 물질을 다른 물질로 쉽게 변화시키므로 현대 생활에서 폭넓게 쓰입니다.

6 칼슘(Ca)

Calc-flour(90쪽), Calc-phos(93쪽), Calc-sulph(96쪽),
Calc-carb(134쪽), Hepar-sulph(140쪽)

일본인은 칼슘 섭취량이 부족하다고 합니다. 원래 일본의 땅이나 물에 함유된 칼슘 양이 적기도 하지만, 지금 현대인들은 밖에 나가 햇볕을 쬐거나 운동을 할 기회가 적고 스트레스 때문에 칼슘이 빠져나가거나 식사의 질이 낮아지면서 칼슘 섭취량이 줄었습니다.

우리 몸에서 칼슘이 하는 기능은 다양하기 때문에 칼슘이 부족하면 여러 문제가 생깁니다. 칼슘이 부족하면 혈액 중의 칼슘 농도를 일정하게 유지하기 위해 뼈에 축적된 칼슘이 녹아 혈액으로 흘러나갑니다. 성장기의 뼈나 치아 발달에 장애가 되며 고령자(특히 폐경 후의 여성. 때로는 젊은이들도)에게는 골다공증의 원인이 됩니다. 이밖에도 요통, 어깨 결림, 고혈압, 동맥경화, 심근경색, 뇌경색, 당뇨병, 통풍 등을 일으키는 원인이 됩니다.

또 칼슘은 중추 신경을 진정시키고 스트레스를 완화하기 때문에 칼슘이 부족하면 스트레스의 영향을 받기 쉽고 초조해집니다.

칼슘이 함유된 대표 음식으로 우유를 들 수 있지만, 칼슘 흡수율은 칼슘만이 아니라 인이나 마그네슘과의 비율이 중요합니다. 칼슘과 인의 적절한 균형 비율은 2대1인데, 우유는 칼슘과 인의 비율이 10대9로 거의 같기 때문에 문제가 있습니다.

비타민D는 칼슘의 흡수 조절 인자로 칼슘 흡수와 관계가 많습니다. 하지만 비타민D인 상태로는 작용하지 않고 간이나 신장에서 수산화되어야 활성형 비타민D가 됩니다. 우리 몸에 있는 비타민D는 음식으로 들어오는 것 말고도 피부에 있는 프로비타민D(표고버섯에 많이 함유된 성분)가 자외선을 받아서 만드는 비타민D도 포함됩니다. 그렇기 때문에 식사와 마찬가지로 햇빛도 비타민D의 주요 공급원인 것입니다.

우리 몸의 장이 칼슘을 흡수하는 비율은 연령이나 생리 조건에 따라 달라집니다. 유아는 약 75퍼센트, 성인은 30~40퍼센트를 흡수하고, 노인은 칼슘 흡수 능력이 뚝 떨어집니다.(60세가 넘으면 칼슘 균형이 서서히 나빠지는데, 이는 장의 칼슘 흡수 능력이 약해지고 소변으로 빠져나가는 칼슘이 늘어나기 때문입니다. 그리고 뼈는 점점 약해집니다. 특히 폐경이 지난 여성은 골다공증에 걸리기 쉽습니다.)

흡수되지 않은 칼슘은 소변으로 빠져나가거나 담즙 등을 통해 장으로 분비된 뒤 대변으로 나갑니다. 그리고 땀을 흘리는 등 외분비 활동으로 빠져나가기도 합니다. 칼슘의 이용률을 높이기 위해 운동 등으로 뼈에 자극을 주는 것이 중요하다는 보고가 있습니다.

칼슘이 적고 단백질이 많은 식사를 하면 우리 몸의 칼슘을 잃을 위험이 있습니다.

그밖에 조심해야 하는 것은 유분, 당분, 인입니다. 여러 식품에 함유된 인은 칼슘과 마찬가지로 뼈를 만드는 중요한 물질이지만, 칼슘보다 인이 많이 들어간 가공식품·청량음료·인스턴트식품만 먹으면 인의 과잉 섭취로 이어집니다.

30년 전보다 유분은 5배, 당분은 10배, 인산염은 100배나 섭취한다는 보고가 있습니다. 과잉 섭취한 인은 칼슘과 결합해 빠져나가고 결국 칼슘이 부족해집니다. 예를 들어 칼슘과 인의 비율이 2대11인 콜라를 마시면 뼈에서 보다 많은 칼슘이 빠져나갑니다.

칼슘과 마그네슘의 균형도 중요합니다. 칼슘과 마그네슘 비율을 2대1로 섭취하지 않으면 미네랄 균형이 무너집니다.

성인의 하루 칼슘권장량은 600㎎이라고 합니다. 칼슘이 많은 식품은 멸치 등 잔물고기, 톳, 콩류입니다.

7 염소(Cl)

Kali-mur(103쪽), Natrum-mur(116쪽), Lithum mur(151쪽),

Zincum-mur(157쪽), Rubidium-mur(181쪽), Chlorum-aqua(207쪽)

위액에 들어 있는 염소는 소화 효소인 펩신을 활성화시키거나 위액을 강한 산성으로 만들어 소화를 돕습니다. 혈액 중에서는 산-알칼리의 균형을 조절하거나 세포 침투압을 조정합니다. 간 기능을 돕고 체내 노폐물을 제거하는 데도 한몫합니다.

일상적으로 소금(염화나트륨)을 먹기 때문에 염소가 부족할 일은 없을 것입니다. 그보다 살균을 위해 염소를 넣은 수돗물을 일상적으로 씀으로써 일어나는 폐해 쪽이 심각합니다. 현대의 이런 환경은 염소를 프루빙(proving)[1]하는 것과 비슷합니다.

Chlorum-aqua(염소가 들어있는 물로 만든 레메디)의 프루빙 결과는 염소의 편집광적 정신을 증명합니다. Chlorum-aqua는 염소 해독을 위해 정기적으로 먹는 게 좋겠죠?

예: Chlorum-aqua 6C×2주간, 반년마다

---

1 원물질, 혹은 원물질을 희석하여 먹어보고 그 원물질이 일으키는 증상을 관찰·기록하는 것을 동종요법에서는 프루빙이라고 합니다. 이 과정을 통하여 동종요법 약물학을 작성합니다.

8 코발트(Co)

Cobaltum(168쪽)

코발트는 근육이나 뼈에 많이 있고 신장, 폐, 피부, 비장 등의 장기에도 있습니다. 코발트는 비타민B12와 효소의 구성 성분으로 중요합니다. 금속을 갖고 있는 비타민은 비타민B12뿐입니다. 비타민B12의 구성 성분인 코발트는 체내 모든 코발트의 15퍼센트를 차지하고, 나머지는 여러 효소의 구성 성분으로 존재합니다.

비타민B12는 골수의 조혈 기능에 반드시 필요해서 적혈구나 혈색소 생성과 관계가 있습니다. 코발트가 부족하면 악성 빈혈이나 근력 저하 등의 증상이 나타납니다. 그밖에 다른 증상으로는 온몸의 권태감, 무력감, 식욕 부진, 지각 이상, 신경 정신 증상 등이 나타납니다.

9 크롬(Cr)

Chromium(166쪽)

크롬은 우리 몸에 2~10㎎ 함유되어 있는데 먹거리나 환경오염 등의 영향으로 변동이 꽤 많습니다. 혈액 중에서는 60~70퍼센트가 알부민과 결합하고, 남은 일부가 트랜스페린과 결합해 장기로 운반됩니다. 폐에 함유된 양이 가장 많은데, 이는 소화관에서 흡수될 뿐만 아니라 기도로도 꽤 많이 흡수된다는 사실을 말해줍니다.

크롬 농도는 신생아에게 많고 나이를 먹으면서 줄어듭니다. 크롬의 이러한 특징은 다른 원소에서는 보기 힘듭니다.(단, 폐나 지방 조직의 크롬은 나이를 먹으면서 늘어나는데 이는 대기오염 때문이라고 생각합니다.)

크롬은 당과 아미노산 대사에 관계된 효소의 구성 성분이라고 알려져 있습니다. 크롬의 결핍 증상으로 당뇨병, 고혈압, 동맥 경화, 성장 장애 등이 알려져 있습니다.(당뇨병에 효과가 있다고 해서 주목받고 있지만 모든 당뇨병에 효과가 있지는 않습니다.) 크롬은 당 대사를 높여 에너지를 효율적으로 쓰게 해 줍니다. 그래서 몸의 활력을 높이고 부패는 막습니다. 노인에게는 크롬이 부족한 경향이 있습니다.

10 구리(Cu)

Cuprum-ars(137쪽), Cuprum(209쪽)

구리는 우리 몸에 있는 금속 원소 가운데 철과 아연 다음으로 많습니다. 간, 뇌, 심장, 신장 등은 구리가 많은 장기로 알려져 있습니다. 구리는 십이지장과 위에서 흡수되어 간으로 이동합니다. 많은 효소와 단백질에 들어 있는 구리는 우리 몸에서 이루어지는 광범위한 반응의 촉매로서 중요한 역할을 합니다.

그러므로 구리가 부족하면 빈혈, 뼈 형성 부전, 운동 실조, 머리카락과 피부의 색소 결핍, 각질화, 심혈관계 이상 등 여러 문제를 일으킵니다.

구리 효소는 철 대사에도 관여(2가의 철을 3가의 철로 만드는 기능)하기 때문에 구리 부족으로 철분 결핍성 빈혈과 닮은 빈혈을 일으킨다는 사실이 알려져 있습니다. 빈혈을 개선하려면 철분뿐만 아니라 구리도 필요합니다.

이렇게 구리는 우리 몸에 반드시 필요한 원소이지만, 지나치게 구리가 많아지면 장기의 섬유화나 암화를 일으켜 간경변이나 간암의 원인이 됩니다. 고령자에게는 구리의 축적이 지방질의 과산화를 촉진하고 동맥경화, 세동맥섬유화를 촉진해 노화가 더 빨리 진행된다는 가설이 있습니다. 구리는 치아 충전재에도 쓰이는데 그 악영향을 의심하는 사람이 많습니다.

Cuprum-ars나 Cuprum으로 구리의 균형을 잡는 것이 중요합니다.

11 불소(F)

Calc-fluor(90쪽), Fluor-ac(212쪽)

세계보건기구는 불소(정확히 말하면 불화나트륨)를 이에 바르지 말 것을 원칙으로 하고, 만 6세 미만은 금지하고 있습니다. 그러나 일본에서는 불소 도포를 권장하고 유치원 아이들에게도 권합니다. 임신부에게는 칼슘이 부족해져 충치가 생기기 쉽다는 이유로 불소를 바르고, 아기가 이가 나면 불소를 발라야 이가 튼튼해진다고 강하게 권장합니다. 이는 세계적인 흐름에 역행하는 것입니다.

미국에서는 수돗물에 불소를 넣으면서 충치가 줄었다는 보고가 있지만, 충치보다 더 심각한 문제가 나타나고 있습니다. 충치를 억제한다는 효과도 불소 때문에 유치가 나오는 시기가 늦어진 것을 통계 자료 변형으로 가장한 것일 뿐, 불소가 충치 예방에 직접적인 효과가 있는지 의문이라는 의견이 있습니다.

불소 때문에 반상치[1]가 생길 수 있습니다. 이 경우 충치가 생기면 불소의 영향으로 표면이 딱딱하고 깨지기 쉬운 이가 되어 이를 뽑을 수밖에 없다고 합니다. 유일한 효과라고 하는 충치 예방만 봐도 단점이 더 클 가능성이 있습니다.

미국에서는 불소 때문에 골암, 골육종에 걸리거나 이의 법랑질이 줄어 딱딱하고 깨지기 쉬운 이를 가진 사람이 많아졌습니다. 또 불소는 여러 마

---

1 치아 형성기에 불소 농도가 높은 음료수를 먹음으로써 에나멜질 형성 이상이 생겨 치아 표면에 불투명한 반점이나 줄무늬 모양이 나타나는 치아.

음의 문제, 각종 만성병, 갑상선 이상, 얼룩덜룩한 치아, 잇몸병, 신장 기능 장애, 알레르기, 뼈의 기형, 뼈의 미발달 등 많은 문제를 낳고 있습니다.

미국 국립암연구소 화학자로 일했던 딘 바크 씨는 "불소가 원인으로 생기는 암은 급속히 죽음에 이르게 하는데 그 속도는 다른 화학물질과 비교가 되지 않는다."라고 말했습니다.

시중에서 판매하는 치약에 불소(불화나트륨)와 연마제로 알루미늄이 들어간 게 많습니다. 그리고 치과에서는 고농도 불소를 바르거나 충치 예방으로 불소와 질산은(Arg-nit)으로 만든 물질을 바릅니다. 이렇게 해서 아이들은 Arg-nit화(패닉화)됨과 동시에 Fluor-ac화 되어갑니다.

원래 우리 몸에 없는 이물질이자 맹독인 불소를 왜 이렇게 쓰려는 것인지 의문입니다. 동종요법에서는 이를 튼튼하게 하려면 우리 몸속에 있는 불화칼슘을 써야 한다고 봅니다. 뼈 보호제에는 Calc-fluor(불화칼슘으로 만든 레메디)가 들어 있어 1~3병 복용하면 이가 튼튼해지고 충치도 예방이 됩니다.

저를 비롯해 많은 동종요법 치료가들은 골수암에 걸린 아이들이나 대사가 격렬해지면서 에너지를 다 써버려 만성 피로인 아이들을 많이 보아왔습니다. 이런 아이들에게 불소계 레메디인 Fluor-acid, Calc-fluor, Nat-fluor 등을 쓰면 반드시 반응을 보이면서 점점 좋아집니다.

부자연스러운 것을 지니고 있으면 같은 패턴을 가진 레메디에 크게 반응합니다. 부모는 '아이에게 무엇이 필요하고 무엇이 필요 없는지'를 잘 파악해야 합니다. 입 안의 점막은 혈액으로 직접 흡수되기 쉬우므로, 입 안에 이물질을 계속 넣으면 아이들이 약해질 거라는 사실을 깨달아야 합니다.

12 철(Fe)

Ferrum-phos(99쪽)

철이 부족하면 철 결핍성 빈혈, 심장이 두근거리고 숨이 차며 식욕이 떨어지는 증상이 나타납니다. 또 점막의 면역력이 떨어져 구내염이나 설염에 잘 걸립니다. 여성은 월경을 하기 때문에 남성보다 철이 부족해지기 쉽습니다. 철분은 비타민C나 단백질과 함께 섭취하면 흡수율이 높지만, 인은 흡수를 방해합니다.

철이 많이 들어 있는 먹거리는 김, 톳, 시금치 등입니다.

13 게르마늄(Ge)

Germanium(171쪽)

게르마늄이 우리 몸에 존재한다는 사실은 알려져 있지만 구체적인 역할은 명확히 알려져 있지 않습니다. 동종요법에서는 네덜란드 동종요법 전문가 얀 솔튼[1]이 한 조사가 있습니다.

---

1 얀 솔튼(Jan Scholten). 네덜란드의 호메오파스. 광물계 레메디들의 신체적 · 정신적 특징과 적용법을 정리한 『Homeopathy and Minerals』, 『Homeopathy and the Elements』 같은 책으로 유명합니다.

14 요오드(I)

Ars-iod(132쪽), Kali-iod(149쪽), Iodium(215쪽)

요오드는 우리 몸에 10~20mg 있는데 대부분이 갑상선에 있습니다. 요오드는 갑상선호르몬인 티로신을 이루는 성분입니다. 티로신은 기초 대사와 성장에 아주 중요한 호르몬이기 때문에 요오드는 우리 몸에 꼭 필요한 원소입니다. 필요한 요오드 양은 아주 적지만, 호르몬 자체가 아주 적은 양으로 우리 몸을 조절하는 것이므로 요오드 과부족은 큰 문제를 일으킵니다.

요오드는 바닷물에 많이 들어 있어서 일본처럼 해산물을 많이 먹는 나라 사람들은 문제없지만, 바다에서 멀리 떨어진 나라에 사는 사람들에게 갑상선 종양이 잘 생긴다고 합니다.

구운 해면에 요오드가 많이 있어서 갑상선 종양에 효과가 있다고 13세기의 연금술사가 밝혔지만, 중국에서는 이미 고대부터 내륙 지방에서 구운 해면을 썼습니다. Spongia(구운 해면의 레메디)도 갑상선 종양에 잘 맞습니다.

요오드가 부족하면 갑상선 호르몬을 일정 수준으로 올려야 하기 때문에 갑상선이 비대해집니다. 하지만 요오드 결핍 상태가 지속되면 갑상선 기능이 점점 떨어지고 결국 갑상선이 비대해져 갑상선 종양이 됩니다. 그 밖에 탈모, 피부 이상, 체력 저하, 성장 장애가 생깁니다. 임산부에게 요오드가 부족하면 사산이나 유산 가능성이 높아집니다. 한편 요오드가 과잉이어도 결핍증과 마찬가지로 갑상선 종양이 생깁니다.

하루에 필요한 요오드 양은 0.1mg(100μg)으로 일본인의 일상생활에서 부족할 일은 거의 없습니다. 다른 나라에서 말하는 성인 하루 필수 요오드 양은 0.15㎎(150㎍)이고, 구미에서도 거의 비슷한 양을 정하고 있습니다.

Iodium, Ars-iod, Kali-iod 12X는 요오드가 부족하면 흡수를 높이고, 지나치면 배출을 촉진해 요오드 균형을 유지해 줍니다. 물론 레메디를 먹어서 요오드 과잉이 되지는 않습니다. 요오드 영양제가 시장에 많이 나와 있지만, 일본인들은 요오드 부족보다 과다 때문에 갑상선 기능 장애인 경우가 많습니다. 무엇이든 지나치면 해롭습니다.

요오드는 다시마, 미역 등 해조류에 가장 많이 들어 있고, 그 다음으로 어패류에 많습니다.

15 칼륨(K)

Kali-mur(103쪽), Kali-phos(106쪽), Kali-sulph(110쪽),
Kali-alumina-sulph(142쪽), Kali-ars(144쪽), Kali-brom(146쪽),
Kali-iod(149쪽)

칼륨은 우리가 일상적으로 먹는 동물성, 식물성 먹거리에 폭넓게 있기 때문에 평범한 식사를 하면 부족할 일은 없습니다. 하지만 평범하지 않은 식사를 하는 사람들이 많아지면서 만성적인 칼륨 부족이 늘고 있습니다.

칼륨은 나트륨과 함께 움직이면서 신경 전달, 근육 수축, 수분 균형(삼투압)을 조정하거나 체액의 pH 조절, 효소 활성화, 심박 리듬을 유지합니다. 그래서 칼륨과 나트륨의 비율이 매우 중요합니다. 소금(염화나트륨)을 많이 먹어서 그 균형이 깨지면 고혈압의 원인이 되기도 합니다. 또 신경과 근육 기능이 손상되고 심근 움직임이 비정상적이 되어 부정맥이나 심전도 장애, 알레르기 등을 일으킵니다. 반응이 둔해지거나 무력감을 느끼면 칼륨이 부족한 경우일 수 있습니다. 칼륨은 뇌에 산소를 보내 사고를 명석하게 만들며 혈압을 낮추고 노폐물을 제거하는 움직임을 돕습니다.

하루에 필요한 칼륨 양은 2g 정도이고, 채소나 과일, 콩 등에 칼륨이 많습니다.

16 마그네슘(Mg)

Mag-phos(113쪽)

마그네슘은 우리 몸에 꼭 필요한 원소입니다. 마그네슘이 부족하면 순환기 질환, 특히 허혈성 심장 질환(심근경색 등)에 걸릴 위험이 높아집니다. 우리 몸의 마그네슘은 절반이 뼈 조직에 있고 나머지는 근육이나 세포에 있습니다. 뼈에 있는 마그네슘은 칼슘이나 인과 함께 뼈 발육에 관여합니다. 그밖에 우리 몸에서 이루어지는 여러 반응의 매개체로 중요한 역할을 합니다. 근육, 뇌, 신경에 있는 마그네슘은 신경과 근육 사이의 흥분 전달(근육 수축) 등에 중요한 역할을 하며, 공존하는 칼슘과 협동하거나 길항하면서 활동합니다. 또 마그네슘은 세포 가운데 미토콘드리아에 존재하며, 에너지를 만드는 각종 효소의 작용을 촉진하기도 합니다. 마그네슘은 DNA 구성 요소인 핵산 대사나 단백질 합성에도 관여합니다. 이처럼 중요한 역할을 하는 마그네슘이 부족해서 심장 등 주요 기관의 마그네슘 농도가 떨어지면 뼈에서 마그네슘을 내보내 체액(혈액) 속의 마그네슘 농도를 유지하려고 합니다.

건강한 사람이 정상적인 식사를 하면 마그네슘 과부족은 일어나지 않을 것입니다. 하지만 칼슘과 마그네슘의 균형이 무너지면(대체로 칼슘이 지나쳐서), 허혈성 질환(심근경색 등)에 걸릴 수 있습니다. 마그네슘보다 칼슘 섭취량이 3~4배 많은 나라에서는 허혈성 심장 질환으로 인한 사망률이 높고, 이 비율이 2배 이하로 낮은 나라에서는 사망률이 낮다는 보고가 있습니다. 또 뇌나 심장에 영양을 보내는 동맥(뇌동맥이나 관상동맥)의 혈액 세포

안에서 칼슘과 마그네슘의 균형이 무너지면(보통 칼슘의 비율이 높음) 혈관 경련의 원인이 된다고 생각합니다. 그래서 순환기 질환 예방을 위해 마그네슘 섭취가 필요하다는 것입니다.

어쨌든 마그네슘은 칼슘과 균형을 잘 맞춰야 합니다. 다시 말하지만, 마그네슘보다 칼슘 섭취량이 많은 식생활을 계속하면 심장병 등에 걸릴 위험이 커집니다. 마그네슘 섭취량은 칼슘 섭취량의 반 정도가 적당합니다. 일본에서는 1990년부터 마그네슘의 성인 하루 권장 섭취량을 칼슘 하루 권장 섭취량 600mg의 반인 300mg으로 정했습니다.

마그네슘이 많은 먹거리는 해조류(말린 것), 씨앗, 과채류입니다. 진녹색 채소에는 마그네슘이 많습니다. 콩류에도 비교적 많이 들어 있습니다. 하지만 계란이나 고기에는 함유량이 적기 때문에 마그네슘 공급원으로는 적절하지 않습니다. 어패류는 동물성 식품 가운데 마그네슘이 비교적 많은 편입니다. 된장, 간장에도 많이 있습니다. 음료수에도 마그네슘이 어느 정도 들어 있습니다.

미네랄은 원 재료에 풍부하게 들어 있지만 그 재료를 가공하거나 정제하면 미네랄 함유량이 크게 줄어듭니다. 마그네슘도 마찬가지입니다. 현미를 백미로 정제하면 현미에 있던 마그네슘은 반 이상 줄어듭니다. 지금 사람들은 정제 식품을 먹기 때문에 마그네슘 섭취량이 계속 줄고 있습니다. 또 마그네슘은 조리(물에 씻거나 찜) 과정에서 많이 없어진다고 알려져 있습니다.

현미를 백미로 정제하고 물에 씻는 단계에서 마그네슘이 많이 줄어듭니다. 또 마그네슘은 밥을 지으면 증기와 함께 사라지기 때문에 흰쌀밥에는 조금밖에 들어 있지 않습니다. 식품 속의 미네랄은 비타민처럼 저장 혹은 가열한다고 분해되거나 사라지지는 않습니다. 하지만 물로 씻거나 조림, 찜을 할 때 증기와 함께 사라지죠. 그래서 조림이나 찜을 한 국물을 버리지 말아야 합니다. 조림이나 찜을 한다면 그 국물까지 먹어야 마그네슘 손실을 막을 수 있습니다.

17 망간(Mn)

Mangananum-sulph(153쪽), Manganum(218쪽)

망간은 뼈나 연골 형성에 관여하고, 단백질, 당질, 지질 대사에도 많이 관여합니다. 망간으로 활성화되는 중요 효소는 SOD(superoxide dismutase)나 탄산탈수소효소, 가수분해효소 등이 있습니다.

그리고 망간은 생식이나 중추 신경계 기능과도 관련이 밀접합니다. 망간이 부족하면 기억력이나 지능 발달이 떨어지기도 합니다. 중추 신경(뇌나 척수)의 성장과 재생, 기능 발견에 필요한 미네랄이 망간입니다. 부족하면 정서가 불안해지거나 어떤 일에도 감동을 받지 못하기도 합니다.

망간 부족으로 나타나는 다른 증상으로는 뼈의 발육 부전, 부상 회복이 늦어지고 인슐린이나 갑상선 호르몬의 합성 불량, 성 호르몬 합성 능력 저하, 생식선 기능 저하, 당뇨병, 근무력증 등이 있다고 동물 실험을 통해 드러났습니다. 망간이 부족하면 쉽게 피곤해집니다.

망간은 해조류, 녹황색 채소, 콩류, 계란 등에 풍부하기 때문에 보통의 식사로는 부족할 염려가 없습니다. 단, 우유는 망간의 흡수를 방해하므로 주의해야 합니다.

18 몰리브덴(Mo)

Molybdenium (126p)

몰리브덴은 우리 몸에 약 $10mg$ 존재하고, 물질 대사(탄수화물과 지방 대사)나 생체산화환원계(철 대사)에 관여하는 효소의 구성 성분으로 효소를 활성화시킵니다. 빈혈 예방 효과가 있고 전반적인 건강을 촉진해줍니다.

몰리브덴은 간이나 부신에 많이 있기 때문에 몰리브덴이 부족하면 에너지원인 간이나 부신 기능에 문제가 생깁니다. 그래서 저는 '활력의 몰리브덴'이라고 표현합니다. 몰리브덴이 부족하면 뇌나 신경 장애를 일으키고 눈의 수정체에 이상이 생깁니다.

한편 몰리브덴을 과잉 섭취하면 구리를 빠져나가게 해서 구리 결핍증이 된다고 알려져 있습니다. 구리 결핍은 빈혈이나 동맥경화, 심근경색 등을 일으킵니다. 무엇이든 균형이 중요하다는 말입니다.

19 나트륨(Na)

Nat-mur(116쪽), Nat-phos(120쪽), Nat-sulph(123쪽),
Nat-bicarb(155쪽)

나트륨은 칼슘을 비롯한 미네랄이나 단백질이 혈액에 용해되기 쉽게 하는 외에 신경 전달이나 근육 수축에 관여합니다.

우리는 일상적으로 소금을 먹기 때문에 나트륨 과잉 경향이 있습니다. 나트륨을 많이 먹으면 고혈압의 원인이 되고 뇌졸중이나 동맥경화, 신장 질환에 걸릴 수 있습니다. 또 나트륨을 많이 먹으면 칼륨을 감소시킵니다.

나트륨의 하루 섭취량은 식용 소금의 경우 10g 미만입니다. 평소 식용 소금을 줄이는 데 신경 써야 합니다.

20 니켈(Ni)

Niccolum(175쪽)

니켈은 은백색의 광택이 나고 철과 마찬가지로 녹이 잘 슬고 가공하기도 쉽습니다. 게다가 가격이 저렴하여 예부터 도금, 합금, 금도금의 원료로 썼습니다. 한편 니켈은 땀 같은 것으로 용해되기 쉬워 알레르기의 원인이 될 수 있는 중금속이기도 합니다.

니켈은 뼈, 치아, 폐, 피부, 소장, 간, 신장, 심장에 많이 있습니다. 니켈은 우리 몸의 산소 흡수를 높이고 철분 흡수를 촉진하며 많은 효소의 구성 성분이 됩니다. 그리고 호르몬을 활성화시키고 당 대사를 돕습니다.

니켈 결핍증으로 간지질, 인지질, 글리코겐 대사 이상이나 생식 기능 저하 등이 알려져 있습니다. 또 간과 요독증 같은 신장의 문제가 니켈 부족으로 생기기 쉽다고 합니다. 간경변증, 요독증, 신부전 환자는 혈장 니켈 양이 적거나 잠재성 결핍증일 수 있습니다.

금속 알레르기를 잘 일으키는 사람에게는 니켈이 필요합니다. 하지만 현대에는 치아 충전재나 니켈 계통의 피어스, 시계 밴드 등을 통해 우리 몸에 많이 들어옵니다. 특히 치아 충전재가 심각합니다. 이렇게 니켈이 우리 몸에 많이 들어오면서 금속 알레르기, 심장병, 암의 원인이 되기도 합니다.

Niccolum(니켈로 만든 레메디)를 먹음으로써 니켈의 균형을 맞추는 게 중요합니다. 니켈이 부족하면 흡수를 높이고, 니켈 중독일 때에는 내보내도록 해야 합니다. 덧붙이자면 금속 알레르기의 원인으로 니켈 말고도 수은, 코발트, 주석, 팔라듐, 구리, 플래티나, 아연, 금 등을 들 수 있습니다.

21 오스뮴(Os)

Osmium(178쪽)

중금속 가운데 저항력이 가장 견고한 원소입니다. 부식하지 않기 때문에 만년필 펜촉이나 시계 바늘을 만드는 데 쓰입니다. 오스뮴은 우리 몸의 송과체 뇌사[1]에 들어 있습니다.

22 인(P)

Calc-phos(93쪽), Kali-phos(106쪽), Mag-phos(113쪽), Nat-phos(120쪽)

인은 뼈와 이의 구성 원소입니다. 인은 우리 몸에서 당 대사를 도와 에너지를 저축하거나 나이아신(Niacin) 흡수를 촉진해 피로를 없애 줍니다.

인은 적절한 식생활을 하면 부족하지 않지만, 비타민D가 부족해지면 인의 이용률이 떨어집니다. 또 인을 많이 섭취하면 인과 칼슘의 균형을 맞추려고 뼈에 저장한 칼슘이 빠져나가기 때문에 인과 칼슘의 균형 있는 섭취가 중요합니다. 인이 부족하면 골연화증, 뼈의 석회화 지연, 발달 지연, 구루병 등의 원인이 됩니다. 인은 식품첨가물이나 탄산음료를 먹어서 과잉되기 쉬운데 이는 부갑상선 기능이나 뼈 대사에 장애를 일으킵니다.

---

1 뇌의 송과체(松果体)와 그 부근에 있는 작은 모래 모양의 단단한 알맹이.

23 팔라듐(Pd)

Palladium(221쪽)

팔라듐은 필수미량원소는 아닙니다. 치아 충전재나 치아에 씌우는 브리지에 많이 쓰이고, 전기 소켓이나 외과 수술 기구, 자동차 촉매로도 쓰입니다. 녹슬지 않는 견고한 금속입니다. 현대인들은 팔라듐의 독소를 배출할 필요가 있습니다.

24 플래티나 (Pt)

Platina(223쪽)

플래티나도 필수미량원소는 아닙니다. 플래티나는 치아 충전재, 인공뼈, 자동차 촉매, 전기 제품, 정밀 기구 등에 폭넓게 쓰입니다. 칼리지 오브 프랙티컬 호메오파시(College of Practical Homeopathy)의 로버트 데이비슨 학장은 "바깥의 쓰레기를 긁어모아 분석하면 플래티나 가루가 산처럼 흩날리는 것을 볼 것이다."라고 합니다. 공기 중의 플래티나 가루가 입과 폐를 통해 잔뜩 들어오는 현대 생활에서는 플래티나의 독소를 배출할 필요가 있습니다.

25 납(Pb)

Plumbum(226쪽)

　적은 양의 납이 성장 유지와 생식, 피를 만드는 데 반드시 필요한 원소라는 것이 동물 실험을 통해 보고되었습니다. 납은 우리 몸의 모든 장기와 조직에 있습니다. 건강한 일본 성인 몸에 납은 78~131mg 있는데, 특히 뼈에 90퍼센트나 있습니다. 뼈나 치아에 침착되기 쉽고, 인회석(인산칼슘) 중의 칼슘과 치환되어 존재합니다.

　음식이나 음료수에 들어 있는 납은 8퍼센트 정도밖에 흡수되지 않지만, 호흡기로 흡수한 납은 바로 혈액으로 들어가기 때문에 14~45퍼센트가 흡수되며 약 8퍼센트 남짓한 양이 기관에 침착됩니다. 납은 혈액 중의 알부민과 결합하여 온몸에 퍼지고 뼈에 쌓입니다.

　납을 많이 섭취하여 일어나는 급성 납 중독은 경련성 통증, 빈혈, 신경병, 뇌질환으로 나타납니다. 납은 급성으로는 비교적 약한 독극물로서 치사량은 가용성 소금 10~15g이라고 합니다. 하지만 몸에 쌓이는 독이기 때문에 아주 적은 양이어도 계속 섭취하면 만성 중독을 일으킵니다. 날마다 납 몇 mg을 흡수할 경우, 중독 증상은 짧게는 몇 주 길게는 몇 달에 걸쳐 나타나고 혈액, 신경, 평활근(내장근) 등에 장애가 일어납니다. 납은 혈색소의 합성 과정을 방해하므로 적혈구 속의 헤모글로빈이 눈에 띄게 줄어 빈혈을 일으키며 얼굴빛은 말 그대로 납빛을 띱니다.

　납 중독의 원인으로 꼽히는 것이 수도관입니다. 납관이나 수도전에 쓰인 납이 수돗물에 녹아드는 것이죠. 아침에 처음 튼 수돗물은 납 농도가 높습니다. 예전에는 아침의 첫 수돗물을 버리는 게 상식이었는데 지금은 어떤가요?

　오래된 수도관으로 인한 오염, 하수관, 지붕 기와 재료, 페인트, 인쇄 프레스, 대기오염, 낚시터에 버려진 납(저울추), 산탄총을 쏴서 산과 강에 뿌려진 납 등으로 물고기와 새들이 납에 중독되고 그것을 먹는 동물이나 사람도 모르는 사이에 납에 중독될 수 있습니다. 납은 혈액으로 들어가 근육을 퇴화시키고 마지막에는 인격마저 변화시킵니다. 납 중독은 산소와 단백질의 움직임을 막고, 헤모글로빈을 만들지 못하게 해서 혈액을 부족하게 만듭니다.

26 루비듐(Rb)

Rubidium-mur(181쪽)

루비듐은 우리 몸에 320㎎ 정도 있는데, 칼륨과 화학적 물질이 닮았기 때문에 몸에 쌓이기 쉽습니다. 스캐너나 진공관에 쓰입니다.

루비듐이 우리 몸에서 하는 역할은 알려지지 않았지만, 동물 실험으로 몸에 반드시 필요하다는 점은 명확해졌습니다.

27 유황(S)

Calc-sulph(96쪽), Kali-sulph(110쪽), Nat-sulph(123쪽),
Hepar-sulph(140쪽), Kali-alumina-sulph(142쪽)

유황은 비타민B군과 함께 움직이며 몸의 기초 대사에 관여합니다. 대부분은 단백질이나 아미노산의 구성 성분입니다. 유황은 머리카락, 피부, 손발톱 건강에 중요합니다. 뇌가 기능하기 위해 필요한 산소 균형 유지에도 중요합니다.

28 셀레늄(Se)

Selenium(184쪽)

셀레늄은 유럽과 미국에서 암 치료에 효과가 있다든가 젊음을 되찾는 미네랄로 알려져 있고, 영양 보급을 목적으로 셀레늄이 든 영양제를 약국에서 팔고 있습니다.

셀레늄이 몸에서 중요한 역할을 한다는 것은 확실하지만, 비교적 독성이 강한 금속이고 필요량과 과다량의 차가 적어 고농도의 셀레늄 영양제를 먹는 것은 권장할 수 없습니다. 아연 등도 동종요법을 통해 쓰면 안전하지만 영양제로 계속 섭취하는 것은 피하는 편이 좋겠죠. 셀레늄 중독 증상으로 보고된 것은 탈모, 손발톱이 빠지거나 손발톱 이상, 구역질, 구토, 쉽게 피곤해짐, 신경 증상(두통, 저림) 등입니다.

중국 동북부와 서남부 일부 지역, 북구 핀란드 땅은 셀레늄 농도가 매우 낮습니다. 여기에 사는 사람들에게 흔한 풍토병처럼, 셀레늄이 부족하면 심장 질환에 잘 걸린다는 사실이 알려져 있습니다.

셀레늄은 심장 혈관계에 대한 효과, 정력 저하에 대한 효과, 고혈압 방지, 동맥경화나 혈전증에 대한 작용, 백내장이나 황반변성증 등 눈병 예방, 산화 방지 역할을 합니다.

과산화지질이 많이 생기면 동맥경화(심장병의 원인이 되는 악성 콜레스테롤), 간 장애, 당뇨병, 백내장 등의 원인이 됩니다. 셀레늄은 이 과산화지질을 분해하는 효소의 주요 구성성분으로 쓰입니다. 과산화지질을 감소시켜 위에서 말한 질병과 노화를 예방하고, 조직 경화 예방에도 쓰입니다. 한편 비타민E는 과산화지질 생성을 막는다고 알려져 있습니다.

성인에게 필요한 하루 셀레늄 양은 약 $60\mu g$입니다. 셀레늄이 들어간 먹거리는 어패류, 해조류, 누룩, 곡식 등입니다.

29 규소(Si)

Silicea(126쪽)

뼈를 구성하는 주요 성분이 인산칼슘인데, 인산칼슘을 만들기 위해 규산이 필요합니다. 규소가 부족하면 뼈의 발달이 나쁘고 두개골 기형이 생깁니다. 또 결합 조직이나 연골 발달 장애도 생깁니다. 규소는 폐와 피부에 많이 있습니다.

30 주석(Sn)

Stannum(187쪽)

주석과 구리를 합금한 청동은 고대시대부터 쓰였습니다. 철에 주석을 도금한 양철, 주석과 납을 합금한 땜납도 생활에 많이 쓰였습니다. 치아 충전재에도 쓰이죠.

우리 몸에 있는 주석은 대부분 뼈에 쌓입니다. 주석은 대부분 음식물로 섭취되며 90퍼센트 이상은 장에서 흡수되지 않고 소변으로 나옵니다. 동물 실험에 따르면, 적은 양의 주석을 투여하면 유의미한 성장 효과를 보인다고 합니다. 그러므로 포유류에게 있어 주석은 필수미량원소라고 생각됩니다. 물론 다른 중금속과 마찬가지로 필수 섭취량을 초과하면 독성을 나타냅니다.

유기주석을 제외하고 보통의 주석 화합물 때문에 생기는 중독으로는, 고농도의 주석이 들어 있는 통조림 식품을 먹고 생기는 급성 위장염과 양성 진폐증[1]인 주석폐가 알려져 있습니다. 한편 오염이나 산화를 막기 위해 그물이나 배 바닥에 바르는 재료에 들어간 유기주석은 독성이 강하고 최근에는 '내분비 착란 물질(환경호르몬)'의 하나로 문제시되어 엄격하게 사용을 규제하고 있습니다.

---

1 분진을 들이마셔 폐에 장애를 일으키는 병.

31 스트론튬(Sr)

Strontium-carb(190쪽)

스트론튬은 대부분 뼛속에 있고 연조직에도 조금 있습니다. 스트론튬과 칼슘은 화학적인 물질이 닮아서 칼슘과 치환되어 뼈에 쌓입니다. 그러므로 스트론튬이 많아지면 칼슘과 치환되는 양도 늘어납니다. 스트론튬이 많이 쌓이면 그만큼 칼슘이 줄기 때문에 뼈가 변성되기 쉽습니다. 반대로 스트론튬이 부족해져도 뼈의 이상이 일어나 염좌나 골절을 일으키기 쉽습니다. 그리고 혈액 순환도 나빠집니다.

체르노빌 원전 사고로 유명해진 원자량 90의 스트론튬은 방사성 원소이지만, 자연에 존재하는 대부분의 스트론튬은 원자량 85의 방사성 없는 원소입니다. 스트론튬은 몸에 오래 머무는 원소이므로, 방사성 스트론튬이 뼈에 쌓이면 골암이나 백혈병의 원인이 됩니다.

공기 중에도 스트론튬이 있고, 젊은이들보다 노인의 폐에 많이 있습니다. 살아가는 동안에 쌓이기 때문이죠. 그렇게 쌓이면서 류머티즘 증상이 나타나거나 혈액 순환이 나빠지기도 합니다.

32 바나듐(V)

Vanadium(192쪽)

바나듐은 형광등이나 브라운관의 색소 원료로 쓰이는 금속 원소입니다. 최근에 당뇨병 치료에 효과가 있다는 사실이 확인되어 주목받았습니다. 바나듐으로 1형 당뇨병(인슐린이 분비되지 않는 당뇨병)의 혈당치가 정상이 되었다는 사실이 알려진 뒤 인슐린을 대신하는 화학요법으로 주목받고 있습니다. 또 2형 당뇨병(인슐린은 분비되지만 스트레스나 비만이 원인으로 인슐린의 감수성이 떨어지는 당뇨병)의 혈당치도 정상으로 만든다는 사실이 알려졌습니다. 하지만 그 원리는 아직 모릅니다.

바나듐은 지방 대사와 관계가 있어 중성 지방을 정상으로 유지하는 역할을 합니다. 지방간, 지방 심장과 관계가 있습니다. 또 간 글리코겐 저장을 늘리고, 근육의 포도당 이용을 촉진하며, 뼈와 치아 성장을 돕고, 아연과 함께 세포 재생을 도와 철분 대사와 조혈 과정에 역할을 합니다.

바나듐이 많은 먹거리로 멍게가 있는데, 멍게는 좀 맛이 없죠. 다른 먹거리로 톳, 김, 조개류가 있습니다. 후지산의 복류수[1]는 바나듐 함량이 높아 당뇨병을 치료하는 물로 알려져 있습니다.

---

1 지하수의 하나로, 하천이나 호수 · 늪의 바닥 또는 측부의 모래 · 자갈층 속을 흐르는 물.

33 아연(Zn)

Zincum-mur(157쪽), Zincum(228쪽)

아연은 우리 몸에 있는 금속 원소 가운데 철 다음으로 많은 원소입니다. 아연은 대부분 조직 세포 안에 단백질과 결합한 형태로 존재합니다. 근육, 뼈, 피부 등 큰 조직 세포에 아연이 많이 있는데, 그 중에서도 전립선이나 뼈의 아연 농도가 특히 높다고 알려져 있습니다. 실제 생식기나 뼈 형성에 아연이 깊이 관여합니다. 아연이 부족하면 주로 피부에 이상이 생깁니다.

우리 몸에서 화학 반응이 일어나려면 효소가 있어야 하는데, 이러한 효소 가운데 금속 원소를 필요로 하는 것이 있습니다. 아연도 그런 효소를 활성화하는 금속입니다. 마그네슘, 철분, 구리도 주로 효소를 활성화하는 금속 원소입니다. 아연을 필요로 하는 효소가 많기 때문에 아연이 부족하면 대사에 영향을 미쳐 여러 문제가 생깁니다. 또 아연은 인슐린 등 여러 호르몬의 구성 성분이며, 호르몬 작용과 분비 조절과도 관련이 있습니다.

아연 결핍증으로 아래 13가지를 들 수 있습니다.

① 성장 저해, 미각 장애(미맹 현상, 미묘한 소금 맛에 둔감해진다)

아연이 부족하면 성장을 저해한다고 알려져 있습니다. 왜냐하면 아연 부족이 미각 장애를 일으켜 식욕이 떨어지기 때문입니다. 즉 미각 장애로 영양 흡수율이 나빠지기 때문입니다. 맛있게 먹지 않으면 음식은 영양이 되지 않습니다. 그러므로 미각에 둔감하거나 식욕이 없는 사람, 발육이 나쁜 아이는 아연이 부족하기 쉽습니다. 또 하나의 이유는 핵산 합성에 아연이 필요하기 때문입니다. 핵산은 유전자 구성 성분이므로 신진대사를 하는 몸, 특히 성장기에는 반드시 필요한 원소입니다.

아연이 부족하면 왜 미각 장애가 생기고 식욕이 떨어지는지 자세한 사실은 알려져 있지 않습니다. 하지만 혀의 미뢰(맛을 분간하는 부분)나 침에도 아연이 함유되어 있어, 미각 정보 전달과 아연의 관계가 밀접하다고 추측할 수 있습니다.

② 피부와 뼈의 신진대사가 나빠진다

아연이 부족하면 피부에 각질이 일어나고 상처가 쉽게 낫지 않습니다. 피부나 뼈의 결합 조직에는 콜라겐이라는 섬유 단백질이 많이 있는데, 콜라겐 합성에 아연이 관여한다고 알려져 있습니다. 또 아연이 뼈 형성을 돕는다는 사실도 발견했습니다.

③ 성적 성숙 지연, 생식 기능 저하

아연이 부족하면 정자나 난자 형성이나 분비액 생성을 막아 성적 기능이 떨어집니다. 남성의 전립선이나 정액에 고농도의 아연이 들어 있다는 점에서 아연은 생식 기능에 관여한다고 할 수 있습니다.

④ 전립선 장애(배뇨의 어려움, 잔뇨감, 요실금 등)

⑤ 당뇨병(췌장의 인슐린 생성에도 관여)

⑥ 고혈압 · 동맥경화 · 치매 · 암의 원인

⑦ 후각 장애

⑧ 태아의 발육 부전(특히 뇌 발육 부전과 면역력 저하)

⑨ 피부 장애(콜라겐 생성에 관여)

⑩ 면역 장애(면역을 담당하는 림프구나 T세포 기능 향상에 관여하기 때문

에 부족하면 감염증에 잘 걸린다)

⑪ 창상을 입으면 잘 낫지 않는다

⑫ 탈모

⑬ 정신 활동에 악영향

아연이 부족한 초기 증상은 미각 장애나 식욕 부진입니다. 발육이 늦고, 설사를 하며 피부에도 특유의 염증이 나타납니다. 아연 함유량이 적은 식사나 아연 흡수를 방해하는 물질을 많이 섭취하면 위에 열거한 아연 결핍증이 생깁니다. (일반 약 속에는 몸에서 아연과 화학 반응을 일으켜 흡수를 방해하는 물질이 있다고 합니다.) 음식으로 섭취한 아연은 장 내벽을 통과해 흡수됩니다. 흡수되어 혈액으로 들어온 아연은 알부민이나 글로불린이라고 불리는 단백질과 결합하여 조직으로 운반됩니다. 이용되고 필요 없어진 아연은 대부분 대변으로 나오고 땀이나 소변으로도 일부 나옵니다. 체내에 아연이 부족할 경우에는 장에서의 아연 흡수율이 높아집니다. 음식에 포함된 아연 흡수율은 평균 60퍼센트 정도입니다.

건강한 사람과 장에 병이 있는 사람의 경우 아연 흡수율이 큰 차이가 납니다. 식물 섬유, 칼슘, 구리, 카드뮴 등의 금속은 아연 흡수를 방해한다고 합니다. 아연이 든 먹거리는 어패류, 감, 깨, 콩류, 고기, 현미 등입니다.

Calc-fluor   Calc-phos

Calc-sulph   Ferrum-phos

Kali-mur Kali-phos

Kali-sulph Mag-phos

Natrum-mur Natrum-phos

Natrum-sulph   Silicea

12 생명조직염 약물학

12 생명조직염 레메디의 약물학을 소개합니다. 먼저 약물학 보는 법을 Calc-flour의 예를 들어 간단히 설명하겠습니다.

[예시]

Calc-f. (칼크플로어, 칼캐리아 플루오리카)

Calc-fluor 불화칼슘

Calc-f는 생략형이고, Calc-fluor는 레메디의 라틴어 이름입니다.

칼크플로어는 영어 발음에 충실하게 표기한 것으로 세계적으로 통용되는 독음 방식입니다. '불화칼슘'은 레메디의 화학명입니다.

[정신]은 레메디가 지닌 정신입니다.

[특징]은 레메디가 지닌 특징입니다.

[장소]는 그 레메디와 관계된 기관이나 부위를 가리킵니다.

[악화]는 어떤 상태가 증상을 악화시키는지를 말합니다. 예를 들어 첫 동작이나 한기로 몸 상태가 망가지는 사람은 Calc-fluor가 맞을 수 있습니다.

반대로 [호전]은 어떤 상태가 증상을 호전시키는지를 말합니다. 예를 들어 연속된 동작이나 따뜻한 공기로 몸 상태가 좋아지는 사람은 Calc-fluor가 맞을 수 있습니다.

약물학에 기록된 여러 레메디의 특징을 보면서 증상에 가장 적합한 레메디를 선택하면 됩니다.

Calc-f. (칼크플로어, 칼캐리아 플루오리카)
Calc-fluor : 불화칼슘

[정신]

풀이 죽은 상태

돈이 없어지지 않을까 두렵다

인색하다

땅에 발을 딛고 있지 않다

결정을 못 내린다

사람보다 돈에 가치를 둔다

[특징]

침착하지 못하다

몸이 차다

조직, 혈관의 탄력 부족

탄력 잃은 피부(주름이 지기 쉽다)

자궁 출혈

뼈, 치아가 약하다

뼈, 치아의 괴사

뼈, 치아의 문제(치아의 에나멜 부족, 충치가 생기기 쉽다)

인대, 근육, 관절, 힘줄의 긴장과 과신전(過伸展)[1]에 의한 불안(부종, 경직

---

1 태아의 턱이 가슴에서 떨어져 머리와 등이 위로 구부러진 비정상적인 자세.

된 마디)

  결절종

  림프선 부종

  방광이나 배가 처진 느낌

[임신]

임신 중에 칼크플로어를 투여하면 분만이 수월해진다

태아의 뼈 문제

약한 진통

여러 선(腺: 분비샘)의 경화(편도선, 유선, 치핵, 종양)

직장의 근육 이완으로 생긴 변비

[장소] 골막, 정맥, 동맥, 분비샘, 근육, 피부, 왼쪽

[악화] 어떤 동작을 막 시작했을 때, 추위, 습기, 틈새바람, 날씨 변화,

     염좌

[호전] 연속된 동작, 따뜻함, 어루만져주는 것, 냉찜질

[케이스]

11세, 남자아이

내원 이유: 손목의 결절종

- 1년 전까지만 해도 물이 차있어서 주사로 빼낸 적이 있다.

- 지금은 부어올랐고 뼈가 딱딱하게 변형된 것 같다.

유이: 아이의 치아는 어때요?

어머니: 단단한 편인데요, 달거나 찬 음식을 먹으면 얼얼하다고 해요.

유이: 어머니의 치아는 어땠나요?

어머니: 치아가 물렀는데요, 임신하기 전에 불소를 발라서 튼튼하게 하는 게 좋다고 해서 발랐어요. 그 뒤로 충치가 별로 안 생겨요.

유이: 어머니, 이 아이가 태어났을 때 무슨 일이 있었죠?

어머니: 실은 가벼운 언청이였어요. 바로 수술했기 때문에 상처가 조금 남은 정도로 마무리됐지만요. *Calc-fluor는 언청이와 결절종의 레메디입니다.

유이: 너는 커서 뭐가 되고 싶니?

아이: 산수를 잘하니까 그 재능을 살리고 싶어요.

어머니: 아이가 돈 개념이 확실해서 세뱃돈이나 용돈을 착실히 저축하고 있어요. 저도 비교적 검소한 편입니다.

Calc-fluor 12X×1병(아침 · 저녁)

한 달 뒤 결절종이 조금씩 작아졌다.

밤 ① Calc-fluor 1M×2일간 그 후 2주 쉬고

밤 ② Ruta 10M×2일간

석 달 뒤, 결절종이 사라지고 귀의 고름도 마르기 시작했다.

놀랍게도 돈에 대한 집착이 줄어 여동생에게 인형을 선물했다고 합니다.

Calc-p. (칼크포스, 칼캐리아 포스포리카)
Calc-phos (인산칼슘)

[정신]

잘 잊어버린다

피곤해서 생각하는 것이 힘들다

사고 능력이 약한 아이

불안

잘 울고 까다롭고 멍한 아이

머리를 지나치게 쓰거나 실망 또는 슬픔으로 악화된다

[특징]

불만(변화, 여행에 대한 욕구)

한숨

의욕이 없다

성장기 문제에 최적합(성장이 너무 빠르거나 평균보다 키가 작다)

성장통

뼈, 치아의 문제(치아의 골다공증)

소화불량(칼륨 대사가 약해 소화불량을 자주 일으킨다)

빈혈이 있는 아이, 젊은이(특히 성장기)의 빈혈

너무 말랐다

동상

림프선의 문제

증상이 잘 낫지 않는다

잘 피곤해진다

냉이나 생리 양이 많다

만성 폐렴

장 결핵성 설사

단백뇨

폐결핵, 밤에 땀을 많이 흘린다

폴립이 잘 생긴다

[임신]

유선염

모유가 짜서 아기가 잘 먹지 않는다(모유의 질이 나쁘다)

임신 중 손발의 뼈마디가 아프다

산후 피로

[장소] 뼈, 봉합, 골막, 연골, 분비샘, 신경, 복부, 흉부

[악화] 날씨 변화, 틈새바람, 찬 공기, 습기, 눈이 녹는 날씨, 동풍,
　　　　 이가 날 때

[호전] 여름, 따뜻하고 건조한 날씨, 옆으로 돌아 누울 때

[케이스]

12세, 남자아이

내원 이유: 성장통

- 팔꿈치와 무릎 관절이 아프고 때로는 쥐가 난다.

- 키가 갑자기 컸는데 입이 짧고 패스트푸드만 먹는다.

- 아침에 일찍 못 일어나고 멍하게 있다.

- 수업 중에도 졸리다. 선생님에게 존다고 주의를 받는다.

  집중력이 없다. 몸이 너무 나른하다고 한다.

- 감기에 잘 걸린다.

- 잘 다친다. 병원에 오기 전날, 살짝 구른 정도인데 골절이 되었다.

Calc-phos 9X × 1병(아침, 저녁)

Calc-phos는 뼈의 질과 성장, 림프선 문제에 적합합니다. 빈혈에도 좋아서 Ferrum-phos와 같이 쓰면 뼈와 혈액에 영양을 줍니다. 그러므로 성장기, 골다공증, 빈혈, 임신 중의 문제에 쓰면 아주 좋습니다.

Calc-s. (칼크설퍼, 칼캐리아 설퍼리카)
Calc-sulph (황산칼슘)

[정신]

감정이 불안정하다

기분이 자꾸 바뀐다

의식은 있는데 갑자기 뭔가를 잊어버린다

불안하고 초조하다

불평불만이 많다

엄청난 공포감

[특징]

염증의 제3단계(화농성 분비물)

몸은 따뜻하다(더위와 추위 모두에 영향을 받는다)

혈액의 구성 물질

혈액의 응고 부족

청년기 여드름

체독

좀처럼 낫지 않는 피부염

잘 갈라지는 입술

종기나 부스럼, 뾰루지, 고름이 잘 생긴다

궤양

간의 문제

만성 류머티즘이며 찬 공기에 호전된다

화농성 분비물

<u>노란 농이 끝없이 나온다</u>(고름이나 콧물 등)

장내 궤양이나 종양에서 나오는 화농성 점액

결합 조직의 염증

눈의 궤양

유선염(고름)

[얼굴] 검버섯, 기미, 노리끼리하다

[장소] 결합 조직, 분비샘, 점막, 뼈, 피부

[악화] 틈새바람, 따뜻한 공기, 추위, 몸이 젖었을 때

[호전] 바깥 공기, 집밖, 목욕

[케이스]

8세, 남자아이

내원 이유: 종기

- 종기가 잘 생기고 바로 곪는다.

- 동상에도 잘 걸리고 동상이 궤양으로 발전해 피나 고름이 나온다.

- 결막염에 잘 걸리고 고름이 나온다.

아침 Calc-sulph 9X × 1병

밤 ① Hepar-sulph 12X × 2주간

밤 ② Hepar-sulph 200C × 2일

고름을 만드는 Calc-sulph의 특징은 Silicea와 꼭 닮았고 Kali-sulph와도 꼭 닮았습니다.

결합 조직에도 적합하고 팔이 잘 빠지는 아이에게도 자주 씁니다.

Ferr-p. (페럼포스, 페럼 포스포리쿰)
Ferrum-phos : 인산철

[정신]

보통인 것을 보통이 아니라고 생각한다

용기와 희망이 없다(자고 나면 좀 나아진다)

작은 일을 산처럼 크게 생각한다

뇌의 출혈로 인한 망상

편집광적인 감정

굉장히 수다스럽다 · 안절부절못한다

분노나 머리의 울혈로 인한 현기증

[특징]

<u>모든 염증의 초기 단계</u>(=Aconite)

수술하고 난 뒤의 병

감기로 인한 청각 장애

근육의 탄력 없음

혈관이 넓어진 탓에 피부가 가렵다

피부 가려움

혈액 산화

호흡기 장애

철분 균형 무너짐

얼굴이 쉽게 빨개진다

<u>빈혈</u>

동상

사고나 부상으로 인한 상처

치질로 인한 출혈

[임신]

임신 중의 빈혈

먹은 음식을 전부 토하는 입덧

임신 중의 발열

출산 후의 산욕열

[얼굴] 붉은 뺨과 이마, 특히 염증이 있을 때나 가벼운 운동만으로도 빨

　　　개질 때, 눈 주위의 다크서클

[장소] 순환(폐, 귀, 코), 혈관, 혈액, 심장, 뇌, 점막, 뼈

[악화] 밤, 소음, 삐걱거리는 소리, 발한 억제, 육체 피로

[호전] 추위, 출혈

[케이스]

1. 8세, 여자아이

내원 이유: 감기로 인한 발열

– 얼굴이 빨갛게 달아오르고 반질반질해서 언뜻 건강하게 보인다.

- Belladonna를 먹었지만 변화가 없다.

- 기침을 하고, 귀도 아프다고 한다.

- 평소에 코피가 잘 나는데, 특히 열이 나면 코피가 멈추지 않는다.

Ferrum-phos 9X 1시간마다 반복

Ferrum-phos는 모든 염증의 초기 단계에 적합합니다. 중이염에도 맞는 레메디이기 때문에 Kali-mur와 같이 먹으면 좋습니다.

2. 28세, 여성

내원 이유: 빈혈

- 생리 때 현기증이 나거나 구토를 한다.

- 얼굴이 쉽게 달아오르고 조금만 긴장해도 빨개진다.

- 목에 염증이 있어 기침을 자주 한다.

- 금방 피곤해진다.

- 계란이 너무 싫다.

아침 Ferrum-phos 9X × 2병

밤 ① China 6C × 10일간

밤 ② China 200C × 2일간

Ferrum-phos는 헤모글로빈과 산소 부족에 적합합니다. 탁해진 피를 깨끗하게 만드는 역할을 하기 때문에 염증 문제에 씁니다. China는 간과 비장 문제에 맞고 장기의 원래 기능을 회복해 피를 깨끗하게 만듭니다. 이 두 가지 레메디 모두 빈혈에 맞습니다. 임신 중 빈혈에는 Ferrum-phos를 써 보세요.

Kali-m. (캘라이뮤어, 칼리 뮤리아티쿰)
Kali-mur : 염화칼륨

[정신]

불평불만과 낙담

악마를 두려워한다

얌전히 있다

굶어죽지 않을까 걱정한다

작은 일에 화내고 분노한다

[특징]

우유 빛깔처럼 하얗고 끈적끈적한 분비물

귀에서 점액이 나온다

유스타키오관의 염증으로 인한 청각 장애

편도선염(편도선에 하얀 막이 끼어있다)

염증의 제2단계(염증 중기에 쓰는 소염제)

예방접종의 해

혀에 우유빛깔의 설태가 낀다

분비샘이 붓는다(편도선 · 이하선염)

<u>림프선 부종의 No.1 레메디</u>

결합 조직의 염증으로 붓는다

설사 후에 대변이 하얗게 변한다(소변도)

가벼운 호흡기 장애

기침

감기 증상

귀의 질환, 귀안에 분비물이 많아서 들리지 않게 된다

열이 나는 어린이의 감기

[임신]

하얀 위액을 토하는 입덧

산욕열의 No.1 레메디

유방의 붓기

[장소] 상피(목구멍, 유스타키오관), 점액선, 후두부, 근육, 왼쪽

[악화] 바깥공기, 차가운 음료, 기름진 음식, 진한 음식물

[케이스]

9살, 여자아이

내원 이유 : 유스타키오관 막힘

- 귀안에 하얀 찌꺼기가 차서 난청이 왔다.

- 하얗게 굳은 찌꺼기가 바스락바스락 낙엽 부서지는 소리를 내서 시끄럽다.

- 매일 귀를 판다.

- 오랫동안 코가 막혀서 콧물을 그만 흘리기 위한 체질 개선제를 먹고

있다.

- 예방접종을 모두 받았다
- 감기에 잘 걸린다.
- 체구가 작다.

아침 Kali-mur 9X × 1병
밤 ① Vaccininum 200C × 2일간 그 후 일주일 간격을 두고
밤 ② Pulsatilla 200C × 2일간

이 케이스는 Kali-mur로 모든 증상을 커버할 수 있지만, 예방접종이나 체질 개선제에 의한 피해가 증상을 막고 있는 부분도 있어서 이 문제에 맞는 레메디(밤의 ① ②)를 처방했습니다. 그에 따라 증상을 원활하게 밀어낼 수 있었습니다.(※그 뒤로 체질 개선제는 별로 안 먹게 되었습니다.)

레메디를 먹고 한 달 뒤 감기에 걸려 녹색의 콧물, 귀 고름이 지독했지만 나았습니다. 다른 변화로는, 전반적으로 체력이 붙어 학교에서도 활발해진 것과 날마다 하던 귀 청소를 1주일에 한 번 하면 될 정도로 귀지가 줄어든 점을 들 수 있습니다.

Kali-mur 12X × 1병

이 아이는 이제 감기도 잘 걸리지 않고 몸도 쑥쑥 자라고 있습니다.

Kali-p. (캘라이포스, 칼리 포스포리쿰)

Kali-phos : 인산칼륨

[정신]

매우 신경질적이고 걱정이 많다, 안절부절못한다

어두운 감정, 불행만 예감한다

일이나 규칙을 싫어한다

남과 어울리지 않는다

반대 방향으로 가려고 한다

머리를 지나치게 써서 멍해진다

참을성이 없다

잘 잊어버린다(문장의 글자를 빠뜨리고 쓴다)

소리에 민감하고 소리를 싫어한다

에너지가 없어서 잘 지친다

결단을 못하고 기분이 잘 바뀐다

공포나 고뇌에서 벗어나지 못한다

환각, 환시

정신이 나간다

향수병

히스테리, 울다가 웃는다

감정을 억누르지 못한다

우울증과 한숨

병에 걸릴까 걱정한다

부끄럼을 많이 타서 얼굴이 잘 빨개진다

불면

의심이 많다

[특징]

신경 피로, 신경 쇠약

정신, 육체의 지나친 피로

신경성 소화불량

신경성 두통

쉽게 흥분한다

몸이 알칼리성으로 잘 변한다

선명한 노랑, 주황색이 도는 분비물

악취 나는 분비물(썩은 양파 냄새)

소리에 민감하고, 뒤통수에 두통이 있다

의심이 강하고 향수병에 걸린다

운동 신경이 둔하고 경련이 잘 일어난다

온몸의 경련

빈혈

대머리

결절종

[임신]

신경질적이어서 유산하기 쉽다

산후 피로

[얼굴] 잿빛 또는 창백한 얼굴, 씻지 않은 듯 불결한 얼굴

[장소] 신경(뇌 · 척수), 배출, 점막, 피부, 한쪽

[악화] 걱정, 피로, 통증, 차갑고 건조한 공기, 사춘기

[호전] 먹는 것, 가벼운 동작

[케이스]

18세, 남성

내원 이유: 대학 입시를 앞둔 여러 문제

- 정신 피로

- 머리를 너무 많이 썼다.

- 수면 부족

- 외워야 할 게 너무 많아 초조한데, 초조해하면 할수록 머리에 들어가지 않는다. 안절부절못하고 식은땀이 나올 정도다. 이대로라면 대학에 떨어질 거라며 침울해하고 방에 틀어박혀 있다.

- 근육에 마비감이 있고, 몸은 무겁고 나른하다.

- 하지만 잠을 잘 수가 없다.

아침 Kali-phos 9X × 1병

밤 ① Gelsemium 6C × 10일간

밤 ② Gelsemium 200C × 2일간

Kali-phos는 신경, 특히 중추신경계와 자율신경계에 적합한 레메디입니다. Kali-phos가 부족하면 지적 · 정신적 능력이 떨어지고 우울증에 걸립니다.

이 사람은 머리를 혹사시켰고, 반복되는 불안으로 자율신경 실조증이 되었습니다. 이런 상태가 계속된다면 혈액의 질이 나빠져 백혈병이 될 수도 있습니다. Kali-phos는 백혈병에 적합한 레메디이기도 합니다. 투석을 하는 사람에게도 필요합니다.

Kali-s. (캘라이설퍼, 칼리 설퍼리쿰)
Kali-sulph : 황산칼륨

[정신]

위에서 떨어지는 것에 대한 공포

굉장히 초조하고 짜증이 인다

저녁이면 불안해진다

머리를 쓰면 악화된다

늘 서두른다

부끄럼이 많다

고집이 세다

정이 없고 게으르다

[특징]

염증의 제3단계(발진이 곪았을 때, 여드름, 노란색이나 초록색 점액, 부비동염,

귀고름, 카타르, 간염, 신우신염 등)

몸은 따뜻한데 손발은 차갑다

끈적끈적하고 양이 많은 노란 분비물

철분과 마찬가지로 산소를 운반하는 역할

피부 조정

피부 염증

빨갛게 짓무르고 노란 분비물이 나오면서 가려운 피부(아토피)

무르고 깨지기 쉬운 손톱

악성 흑색종[1] (멜라노마)

만성 류머티즘

후기 염증

더운 방을 싫어한다

차가운 바깥공기를 좋아한다

[얼굴] 노리끼리하거나 다갈색, 주근깨, 색소 침착, 변색한 피부

[장소] 상피(호흡기, 피부), 분비선

[악화] 따뜻함, 계란

[호전] 시원함

[케이스]

8세, 여자아이

내원 이유: 아토피성 피부염

- 노란 진물이 나온다.

- 따뜻하게 해주면 긁거나 악화된다.

- 아토피성 피부염이 되기 전에 옻이 올라 고생한 적이 있다.

- 코르티손 크림을 발랐다.

- 부끄럼이 많고 사람을 싫어한다.

---

1 멜라닌 색소가 있는 세포에서 발생하는 피부암.

- 늘 초조해한다.

- 귀 고름과 눈곱 모두 노랗다.

- 상처가 쉽게 곪고 좀처럼 낫지 않는다.

- 기관지염도 있고, 가래도 노랗다.

아침 Kali-sulph 9X × 1병

밤 Petroleum 6C × 2주간

Kali-sulph는 상피와 표피의 문제에 아주 적합한 레메디입니다. 또 증상이 진행되지 않아 독소를 내보낼 수 없을 때에도 씁니다.

Mag-p. (마그포스, 마그네시아 포스포리카)
Mag-phos : 인산마그네슘

[정신]

꼼꼼히 생각하길 싫어하고 쉽게 잊어버린다

잘 토라지고 슬퍼한다

딸꾹질과 함께 아픔을 호소한다

혼잣말을 하거나 잠자코 앉아 있다

물건이 놓인 장소를 자꾸 옮긴다

머리나 몸이 쉽게 피곤해진다

[특징]

민감하고 신경질적

충동적이고 격렬한 성격

오른쪽의 증상(머리, 귀, 얼굴, 가슴, 난소, 좌골신경통)

추위로 악화

따뜻하면 호전

근육이 경련을 일으키거나 당길 때

간헐적 복통(세게 누르면 호전)

복부 가스, 팽창한 배

다리에 쥐가 날 때

<u>일반적인 통증이나 생리통</u>

체형이 가늘고 마른 사람, 신경질적인 대인 관계

(Kali-phos는 정신이나 신경 피로인데, Mag-phos는 신체적인 증상과 함께 신경

도 곤두선 사람)

[임신]

출산할 때 당기는 듯한 아픔

다리에 쥐가 날 때, 경련성 통증이 계속될 때

태반 박리

[장소] 신경, 근육, 오른쪽

[악화] 찬 공기, 틈새바람, 냉수, 접촉, 주기적, 밤, 극도의 피로

[호전] 따뜻한 공기, 뜨거운 물로 목욕, 압박

[케이스]

45세, 남성

내원 이유: 다리 근육이 당겨서 아픔

- 식후에 복부 팽만감과 간헐적 복통을 느낀다.

- 몸 여기저기가 아프다고 구시렁거린다.

- 글씨만 써도 손마디가 당긴다.

- 통증 때문에 심신이 피로하다.

- 너무 아파서 내가 통증을 잘 느끼는 체질이구나 싶다.

- 통증이 나아지는 때는 오직 목욕탕에 들어가 몸을 덥힐 때뿐이다.

Mag-phos 9X × 1병

Mag(마그네슘)는 근육 문제에 적합하고, Phos(인)는 신경 문제와 경련 증상에 적합합니다. 통증 문제에는 최적의 레메디입니다.

Nat-m. (나트륨뮤어, 나트륨 뮤리아티쿰)
Natrum-mur : 염화나트륨

[정신]

절망(특히 미래에 대한 절망)

동정을 싫어한다

심장에 영향을 받는다(감정)

책임감이 강하다

과거에 있었던 안 좋은 일을 늘 떠올린다

눈물이 차오르는데도 참는다

까다롭다

변비

노래하거나 춤추고 싶다

겁을 먹는다

사춘기의 침울한 분위기

머리가 멍하다

상처를 잘 받는다

거절당할까봐 두렵다

[특징]

소금을 너무 좋아한다

몸의 수분 분배와 유통

몸의 부종

눈물이나 콧물이 나는 감기

물기가 많고 하얀 분비물

꽃가루 알레르기로 냄새를 못 맡거나 맛을 알 수 없을 때

영양실조

많이 먹는데도 말랐다

빈혈

심장 기능 저하, 갑상선 기능 저하

만성적으로 목이 아플 때

전두엽의 두통(아침에 더 심하다)

<u>희망이 없고 절망적</u>

우울증

대머리

비듬이 많은 체질

물집이 있는 피부질환

헤르페스

대상포진

[임신]

입덧

부종

하얀 체액(가래 · 콧물 등)을 분비한다

출산이나 수유 중에 머리카락이 빠진다

[장소] 정신, 심장, 점액선, 비장, 간, 장, 피부
[악화] 주기적, 열(태양, 여름), 동정, 사춘기, 바닷가
[호전] 바깥공기, 땀, 바닷가

[케이스]

33세, 여성

내원 이유: 임신 중의 감정 문제

- 임신 6개월(겨우 생긴 아이)

- 부종(특히 하반신)

- 손이나 입가에 수포성 발진이 잘 생긴다.

- 눈물을 잘 흘린다.

- 감정 기복이 심해 남편도 자기를 다루기 힘들 거라 생각한다.

- 아침에 머리 앞쪽에 두통이 있다.

- 먹는 것을 혐오한다.

- 냄새를 모르겠다.

- 음모가 빠지고 머리카락도 잘 빠진다.

- 내가 아이를 낳아 기를 수 있을까?

아침 Natrum-mur 12X × 1병

밤 Natrum-mur 30C × 1주간

Natrum-mur는 체액 균형 문제에 적합한 레메디입니다. 이 여성은 부종이 있고 수포성 발진도 생깁니다. 그리고 갑상선 기능이 떨어지다 보니 감정 기복이 심해집니다. 이런 문제에도 Natrum-mur가 적합합니다.

밤의 레메디로 Natrum-mur 30C를 주었습니다. 이 분에게 해결되지 않고 있는 마음의 문제(이너차일드)에 적합한 레메디라고 생각했습니다.

200C의 포텐시도 좋겠지만, 임신 중이기 때문에 생명력을 부드럽게 움직이도록 30C를 선택했습니다.

Nat-p. (나트륨 포스, 나트륨 포스포리쿰)
Natrum-phos : 인산나트륨

[정신]

나쁜 일이 일어날 거라는 생각으로 공포에 질린다

불안

목적이 없다

건망증

사고 능력 부족

(잠에 취해) 가구가 사람처럼 보인다든가 사람 말소리가 들리거나 한다

신경질

아무 것도 아닌 일에 신경 쓴다

[특징]

튀긴 음식, 진한 맛을 원한다

시큼한 냄새, 시큼한 맛, 위산 과다, 트림

명치 언저리가 쓰리고 아프다

위에서 소화가 되지 않는다

<u>위액이 나온다</u>

노란 분비물

활동을 많이 한 뒤 관절이 뻣뻣해졌을 때

매일 밤 사정할 때

녹색 설사

류머티즘

아기의 젖산에 이상이 생겼을 때(지나친 수유 때문일 경우가 많다)

옅은 노란색의 곰팡이가 핀 것 같은 혀

천둥이 치면 통증이 악화된다

황달

온몸이 가렵다

갑상선 이상

[**임신**] 위액을 토하는 입덧

[**장소**] 후두부, 점액, 십이지장, 담낭, 생식기, 신경, 위장

[**악화**] 설탕, 어린아이, 사정, 월경 때, 시큼한 음식

[**호전**] 찬 공기, 바깥공기

[**케이스**]

35세, 여성

내원 이유: 담낭염과 담석

- 삶은 달걀을 못 먹는다.

- 위산 과다

- 기름기 많은 음식을 먹으면 소화가 안 된다.

- 혀에 노란색 곰팡이가 낀다.

- 뱃속에 음식물과 수분이 남아 출렁출렁 소리가 난다.

- 우유를 먹으면 설사한다.
- 변비와 설사를 교대로 한다.
- 설사에서 시큼한 냄새가 난다.
- 발가락에 관절염이 있고 아프다.
- 사람이 옆에 있으면 어떡하지? 도둑이 들어오지 않을까? 하며
  여러 상상으로 잠을 못 이룬다.

Natrum-phos 12X × 2병 (아침 · 저녁)

Natrum-phos는 몸이 지방을 내보내지 못해 겨드랑이, 가슴, 서혜부[1]에 부드러운 지방질을 만듭니다(결절 형성). 그래서 만성 류머티즘을 일으키고 산성 체질 탓에 통증도 심해집니다.

_____

1 아랫배 양쪽의 오목한 곳.

Nat-s. (나트륨설퍼, 나트륨 설퍼리쿰)
Natrum-sulph : 황산나트륨

[정신]

자살하고 싶다

휴식이 필요하지만 밤이 되면 초조해져 잠을 못 잔다

음악을 들으면 침울해진다

머리를 부딪친 뒤로 우울증이나 자살 충동이 생긴다

머리를 잘 부딪친다

남의 고뇌와 자신의 고뇌를 한데 모아 마음의 짐을 지고 산다

슬픔, 고뇌

강한 의무감과 책임감

[특징]

사고나 부상으로 머리를 부딪쳤다

몸이 따뜻하다

수분 균형 무너짐

많은 분비물(노란색 · 황록색)

황록색 혀

소화불량

독감 증상

혈우병

담석, 간의 문제

임질

천식

당뇨병

눈 주위나 얼굴, 가슴에 사마귀가 난다

부종

소금기 어린 가래

[장소] 후두부(뒤통수), 간, 담낭, 췌장, 장, 폐

[악화] 습기, 왼쪽으로 눕는다, 부상(머리 · 척추), 비 오고 따뜻한 날씨,

　　　 이른 아침(오전 4~5시)

[호전] 바깥공기, 건조한 날씨

[케이스]

35세, 남성

내원 이유: 간염과 통풍

 - 얼굴빛이 노랗다

 - 눈 흰자위 부분이 노랗다

 - 여름이면 설사를 자주 한다

 - 술을 마신 다음날 힘들다

 - 화를 자주 내고 늘 초조하다

 - 자살하고 싶다

- 눈 주위에 사마귀가 늘었다

Natrum-sulph 9X × 2병 (아침 · 점심 · 저녁)

Natrum-sulph는 근육, 뇌, ADHD, 통풍, 관절, 간의 문제에 씁니다. 머리를 잘 부딪치는 경향이 있고, 머리를 부딪친 뒤로부터 자살을 생각하는 정신병에는 Natrum-sulph가 가장 적합한 레메디입니다.

또 Natrum-sulph는 Silicea와 함께 항체를 높이는 No.1 생명조직염입니다. 항체가 떨어지면 무좀이 생기거나 칸디다에 걸리기 쉽고 잘 곪습니다. 이에 적합한 레메디가 Natrum-sulph입니다.

Sil. (실리카)
Silicea : 이산화규소

[정신]

몸보다 머리가 앞서는데, 생각을 지나치게 하면 악화된다

당찬 사람

장난감을 핀이나 바늘로 찌른다

까다롭다

시험을 앞두고 너무 생각이 많아 정리가 안 된다

몸은 약한데 머리는 좋다

[특징]

몸이 굉장히 차다

목이 건조하다

머리카락, 손발톱, 뼈, 소변, 피 안에 함유된 이물질을 배출

허약하고 영양실조(흡수력 부족)

굉장히 신경질적이고 체구가 작다

대변이 나왔다가 수줍게 들어간다

발에 퀴퀴한 냄새가 나는 땀이 찬다

멍하고 집중이 안 된다

잘 피곤해진다

피곤하거나 공부를 너무 많이 해서 생긴 두통

핀이나 바늘을 가지고 놀고 싶어 하는 아이

출혈이 자주 난다

뼈의 괴저나 궤양

손발톱이 잘 깨진다

염증과 부종

피부 상처가 잘 낫지 않는다

노랗고 악취 나는 분비물

[임신] 발의 통증, 나른함, 유두가 갈라질 때, 모유의 질이 나빠서 아이가
　　　 먹지 않는다

[장소] 신경, 분비샘, 분비계, 뼈, 피부, 귀, 손발톱, 머리카락

[악화] 찬 공기, 틈새바람, 습기, 우유, 예방접종, 약

[호전] 몸을 따뜻하게 감싼다, 뜨거운 물로 목욕, 휴식

[케이스]

3세, 남자아이

내원 이유 : 허약

– 손발톱이 약해 흐늘거린다

– 성장이 늦다

– 소리, 빛, 찬 공기 등에 민감하다

– 상처가 잘 곪고 좀처럼 낫지 않는다

– 자면서 머리에 땀이 잔뜩 난다

- 낮에는 발에 축축하게 땀이 나서 냄새가 난다

- 감기에 잘 걸린다. 감기에 걸리면 목의 림프선이 붓기 때문에 항생제를 먹는데 이 악순환을 끊을 수 없다.

- 출산이 너무 힘들었기 때문에 머리에 혈종이 있다(지금은 꽤 작아지긴 했지만……).

아침 Silicea 9X × 1병
밤 ① Silicea 6C × 10일간
밤 ② Silicea 200C × 2일간

Silicea는 뼈나 손톱, 치아가 무른 경우에 적합한 레메디로, 몸 전체의 움직임을 좋게 만듭니다. 궤양이나 고름이 잘 생기는 체질에 적합하고, 특히 약을 잔뜩 먹거나 예방접종을 한 아이에게 중요한 레메디입니다. Silicea는 혈관 벽을 탄력 있게 해 줍니다(정맥류나 치질). 또한 T세포(면역 세포)를 활성화시켜 감염이 잘 안 되게 합니다.

생명조직염의 혼합 레메디

- TS-01 : 질이 나쁜 혈액, 빈혈, 혈색이 나쁠 때
- TS-02(Kam) : 머리카락 문제 전반, 탈모, 색소 없는 머리카락
- TS-03(Tsum) : 손발톱 영양 보조제. 손발톱 문제 전반
- TS-04(i) : 위의 문제 전반
- TS-05(Hif) : 피부 문제 전반
- TS-06(Hifro) : 피부 노화
- TS-07(Toko) : 병으로 오래 누워있어 생긴 욕창 문제
- TS-08(Zuts) : 신경성 편두통
- TS-09(Zak) : 좌골신경통
- TS-10(Ryu) : 류머티즘
- TS-11(SeYo) : 등의 통증, 요통
- TS-12(Kin) : 근육통
- TS-13(Ash) : 발과 다리의 통증
- TS-14(Sei) : 생리통
- TS-15(Ga) : 소화불량, 가스가 많이 찬다.
- TS-16(Mun) : 소화불량, 위산 과다
- TS-17(Huk) : 카타르, 부비동염
- TS-18(Kaf) : 꽃가루 알레르기
- TS-19(Kaz) : 감기 전반
- TS-20(Ira) : 적합문제: 안절부절못하고 신경이 곤두설 때
- TS-21(Hon) : 뼈와 치아의 문제 전반, 골절, 치아가 부러졌을 때, 발치, 측만증, 골다공증, 성장기, 성장통, 진균(무좀 등 곰팡이)
- TS-22(Yoho) : 치아가 날 때, 치아가 날 때의 아픔이나 염증
- Vital-salt : 생명력 정체, 영양 부족, 허약 체질

12 세포활성염 약물학

Ars-iod   Calc-carb

Cuprum-ars

Hepar-sulph

Kali-alumina-sulph

Kali-ars Kali-brom

Kali-iod   Lithum-mur

Mangen-sulph

Nat-bicarb Zinc-mur

Ars-i. (알세니쿰 아이오드, 알세니쿰 아이오덤)
Ars-iod : 요오드화 비소

[큰 특징]

목이 몹시 마르다

꽃가루 알레르기로 콧물과 재채기, 천식, 기관지 경련

살이 짓무르는 습진, 여드름, 림프종, 사춘기의 여드름

[정신]

정신력이 약하고, 머리를 쓰면 두통이 와서 공부를 할 수가 없다

마음이 평온하지 않고 늘 초조하다

항상 어딘가 좋지 않다, 상태가 좋은 적이 없다

[신체]

혈액과 림프에 가장 적합한 레메디입니다. 인플루엔자, 꽃가루 알레르기, 만성 부비동염, 중이염, 난청, 폐암, 궤양이 있는 유방암에도 적합합니다.

꽃가루 알레르기로 인하여 물기가 많고 타는 듯 따가운 콧물과 재채기가 멈추지 않습니다. 코 안이 빨개져 작은 자극으로도 아픕니다. 꽃가루 알레르기에서 감기로 변하고, 자는 동안 땀을 흠뻑 흘립니다.

모든 분비물에서 썩는 냄새가 나고 자극성이 있으며 살이 짓무릅니다. 피부는 건조한데 환부는 질퍽하고 꿀처럼 노란 액즙이 계속 나오며 가렵고 아픈 것이 특징입니다. 긁으면 액즙과 피가 섞인 분비물이 나옵니다.

사춘기 여드름이나 건선, 수염에 고름이 나면서 생긴 습진, 매독 체질에 적합합니다.

만성 기관지염으로 마른기침이 끊이지 않고 오래 계속됩니다. 황록색 가래가 나오고, 목이 쉬어 목소리가 나오지 않을 수 있습니다.

천식, 결핵, 인플루엔자 등에도 적합한 레메디인 Ars-iod는 다양한 알레르기 체질에 작용하며 동종요법판 항생 물질로 불립니다.

[악화] 담배, 공기 흐름

[케이스]

35세, 여성

내원 이유 : 끝없이 계속되는 비염과 기침

- 계절이 바뀔 때마다 코가 막히거나 콧물이 끝없이 흘러내린다.

- 잘 때는 코가 막혀서 입을 벌리고 자기 때문에 늘 목이 아프고, 콧물이 입으로 흐르며 기침이 계속된다.

- 잠에서 깨면 입에서 냄새가 나고 메슥거린다.

- 가래가 끊임없이 나온다.

- 꽃가루가 날리는 계절에는 콧물만 나는 것이 아니라, 피부가 얼룩진 것처럼 빨갛게 벗겨져 가렵다.

- 어릴 때 자주 중이염에 걸려 귓속에 소독약을 넣었다.

- 지금은 오른쪽 귀가 거의 들리지 않는다.

Ars-iod 12X × 2주간

Calc. (칼카브, 칼캐리아 카르보니카)
Calc-carb : 탄산칼슘

[큰 특징]

머리가 갈라지는 것 같은 두통

림프절 부종

만성 점막 카타르

빈뇨, 야뇨증

아이에게 전반적으로 쓰이는 레메디

기진맥진한 상태

이른 노화

[특징]

- 근본 레메디 가운데 하나인 Calc-carb는 보통 30~200C 등을 쓰지만, 낮은 포텐시로 쓰면 세포 조직에 적합한 레메디가 됩니다.

- Calc-carb인 사람은 살이 쉽게 찌는데, 지방과 수분 대사가 나빠서 지방이나 수분이 쌓이기 때문에 체구가 말랑말랑하고 부드럽습니다.

- 뼈의 질도 나쁩니다.

- 몸은 차고, 손발은 늘 식은땀이 나서 축축하고 시큼한 냄새가 납니다.

- 적합한 체질은 점액 체질입니다.

- 땀이 자주 나고 말랑말랑하게 살찐 아기, 천문이 잘 안 닫혀 머리가 큰 아기, 살이 쉽게 찌는 사람, 피부가 희거나 잿빛인 사람에게 맞습니다.

- Calc-carb를 먹으면 말랑말랑했던 몸이 단단한 몸으로 달라집니다. 칼슘 균형이 좋아져서 빈틈이 많던 뼈가 튼튼해지기 때문입니다.
- 이런 경향이 있는 사람은 물일(어업, 농업, 특히 밭일)을 하면 감기에 잘 걸립니다.
- 칼슘 흡수가 나쁘면 림프나 분비선, 뼈, 피부, 신경, 부신 등에 문제가 생깁니다.
- Calc-carb는 갑상선염, 뇌하수체염, 골수염, 골다공증에 아주 좋습니다.
- 산에 오르거나 말하면서 걸을 때 기운이 빠진다거나 무거운 것을 들 때 근육이 잘 접질리거나 끊어지는 사람에게 맞습니다.
- 춥고 습한 기후에서 악화됩니다.
- 쥐를 무서워합니다.

[케이스]

8세, 여자아이

내원 이유 : 기침이 끊이지 않는다, 손발에서 냄새가 난다.

- 발목에서 삐걱거리는 소리가 나거나 염좌를 잘 일으킨다.

태어날 때 몸무게가 3.9킬로그램이었고, 태어날 때부터 지방성 습진을 계속 달고 있었다. 피부가 묘하게 탄력 있고 뺨은 전병처럼 부풀었다. 살이 찌는 체질인 듯하다. 목소리가 잘 갈라지고 탁하다. 등산이나 밖에서 하는 일을 싫어한다. 목의 림프절이 늘 부어있고 멍울이 잡힌다. TV 프로그램에서 잔인한 이야기가 나오면 싫어한다. 먹을 수 있는 것이라면 뭐든 먹고 싶어 한다. 얼마 전에는 고양이 사료를 먹고 있었다. 충치가 금방 생긴다.

Calc-carb 12X × 2주간

Cupr-ar. (큐프럼 알세니쿰)
Cuprum-ars : 아비산구리

[큰 특징]

찌르는 것 같은 두통

이명

근육 경련

다리에 쥐가 났을 때

백일해

신산통(腎疝痛, 콩팥 급성 통증으로 등뼈 옆 부분을 중심으로 등 중앙에서 갑자기 일어나는 심한 통증)

좌골신경통

위장 장애

설사

[정신]

몸은 무기력한데 마음이 가라앉지 않아 작은 일에도 계속 신경을 씁니다. 죄를 짓는 게 아닐까? 병에 걸리지 않을까? 설사가 평생 계속되지 않을까? 이런 걱정이 끊이지 않습니다.

[신체]

Cuprum(구리)은 신경과 장 그리고 체독에, Arsenicum(비소)은 장과 신장, 활력 저하에 적합한 레메디입니다. Cuprum-ars는 콜레라, 티푸스, 이질, 대장염, 설사 등에 적합합니다. 환자는 식은땀을 흘리고, 기름진 설사를 계속하며, 격렬한 아픔을 느낍니다. 그 때문에 몸이 쇠약해져 걸으면 다리에 경련이 일어나거나 자기 체중을 버티지 못해 온몸이 떨립니다. 설사를 수반한 뇌 장애로 인한 마비, 어지럼증, 두통에 적합한 이 레메디는 Veratrum-alb이나 Cuprum과 비슷합니다.

신장이 약해 요독증이나 당뇨병에 걸리기 쉽고, 소변에서 고기 냄새가 나며, 아세트산이 많이 나옵니다. 피부는 얼음처럼 차갑습니다. 얼굴이나 생식기에 종기가 잘 생기고 곪을 때가 많습니다. 딸꾹질을 시작하면 좀처럼 멈추지 않습니다. 움직이면 어깨나 등이 굳고, 설사 등 모든 증상이 악화됩니다.

[케이스]

50세, 남성

내원 이유 : 몸 상태가 늘 나쁘다, 허약

- 도랑물을 마시고 중독된 뒤로 설사를 주기적으로 하고 열이 난다.

- 몸은 차가운데 끈적끈적한 땀이 난다. 하지만 땀이 나도 낫지 않는다.

- 말라리아라고 의심을 받아 말라리아 치료를 받은 적이 있다.

- 설사를 하면 수분을 섭취할 생각이 사라지고, 수분을 섭취하면 설사를 더 한다.

(환자의) 부인: 남편이 설사를 하고 열이 나면 소변 색이 진해지고 악취

가 나요. 그래서 이 사람이 화장실에 다녀오면 바로 알겠더라구요.

남성: 왼쪽 어깨가 계속 결리고 허리도 아파요.

Cuprum-ars 12X × 1주간(아침과 밤)

Hep. (헤파설퍼)
Hepar-sulph : 황산칼슘

[큰 특징]

유아 지방성 습진, 종기

탈진 상태

피로

체중 감소

[특징]

굴(Calc-carb)과 유황(Sulphur)을 불에 넣고 태워서 만든 것으로 Calc-sulph(석고)와 닮았지만, 태우는 과정에서 화학 변화하여 Hepar-sulph가 됩니다. Hepar-sulph의 30C와 12X는 포텐시가 다르기 때문에 반응도 달라집니다. 중간 강도인 30C 포텐시는 고름 치료에 적합합니다. 한편 12X 같은 낮은 포텐시는 체독이 쌓여 나오지 않는 상태에 적합하고, 노폐물을 모아 고름으로 내보냅니다. 그러므로 종기가 나서 금방 곪는 사람에게는 Hepar-sulph 30C가 적합하고, 곪아도 좀처럼 그 고름이 나가지 않는 사람에게는 Hepar-sulph 12X가 잘 맞습니다. 고름이 나오기 시작하면 그 상처가 부패하지 않고 빨리 치유됩니다.

[정신]

기온, 소리, 빛처럼 밖에서 오는 자극, 사람의 말과 태도, 상황의 분위기에 매우 민감하고 격렬하게 반응합니다. 그 때문에 피곤해집니다. 더위를 잘 타지만 금세 몸이 식기 때문에 더워도 이불을 떠나지 않습니다. 차가운 바람이 몸을 스치는 느낌, 습기와 찬 공기로 악화됩니다. 차가운 것을 먹으면 기침이 나와 멈추지 않습니다. 콧물, 귀의 고름, 편도선염은 노랗게 곪고 썩은 내를 풍깁니다. 찌르거나 타는 듯이 아픕니다. 위가 처져서 식욕이 별로 없습니다. 그 때문에 체중이 줍니다. 자극이 강하고 시큼한 맛을 좋아합니다. 수은 중독 증상(침이나 땀이 많아진다, 림프선이 붓는다, 피곤하다, 화가 자주 난다 등)에 적합합니다. 그 외의 중금속 중독에도 맞습니다. 또 간의 문제(해독 작용 정체)에 잘 맞습니다.

[케이스]

8세, 남자아이

내원 이유: 허벅지 안쪽에 3센티미터 크기의 종기가 생겼다. 놔뒀더니 온몸에 퍼져 문드러진 것처럼 변해 낫지 않는다. 뭔가 몸에 닿거나, 옷 벗는 것을 이상하게 싫어한다. 화가 나면 자기 몸을 학대한다. 어떻게 하면 좋을까요?

아침 Calc-sulph 9X × 1병

밤 Hepar-surph 12X × 2주간

수시 C연고(Calendula 연고) 발라줌

Kali-al-s. (칼리 알루미나 설퍼)
Kali-alumina-sulph : 황산알루미나칼륨

[큰 특징]

두통이나 기침 발작(아침)

어지럼증(비틀거리는 느낌)

몹시 진이 빠지는 경련성 통증

복부 가스로 인한 경련성 통증

신경 장애

입이 마를 때

건조한 피부

[특징]

배에 늘 가스가 차있는 사람, 장이 부풀어 팽팽하고 방귀를 뀌어도 금방 가스가 차서 남들한테 '방귀쟁이'라고 불리는 사람에게 맞습니다. 변은 부드럽지만 아무리 화장실에 가도 좀처럼 나오지를 않습니다.

Kali-sulph(황산칼륨)는 간에 적합하고 피부를 깨끗하게 하는 콜라겐 역할을 합니다. Alumina(산화알루미늄)는 거칠고 건조한 피부에 적합합니다. 장 문제와 피부 질환이 있으면 Kali-alumina-sulph를 써 보세요. 장이 깨끗하지 않으면 피부도 나빠집니다.

또 Kali-alumina-sulph는 Zincum(아연)처럼 신경에 적합한 레메디로, 신경을 너무 써서(잔격정, 공부를 지나치게 해서) 장 균형이 나빠진 사람에게 가장 적합합니다.

[케이스]

65세, 여성

내원 이유 : 아랫배가 늘 부풀어 있고 가스가 보글보글 찬다. 남들 앞이라 방귀를 뀔 수 없을 때는 배가 빵빵하게 부풀어 괴롭다.

겨울에는 정전기가 잘 생겨 금속이 닿는 게 무섭다. 늘 보습제 크림을 바른다. 발뒤꿈치가 갈라져 아프다.

Kali-alumina-sulph 12X × 2주간

Tu연고(Thuja 연고) 바름

Kali-ar. (칼리 알세니쿰)
Kali-ars : 비산칼륨

[큰 특징]

피부 질환(가려운 습진, 궤양성 피부병)

쇠약(육체 쇠약, 신경 쇠약)

신경성 빈혈

신경성 천식

물기가 많은 설사

추위로 악화

[정신]

　공황 장애를 일으키고, 혈전이 생기거나 심장 발작으로 죽지 않을까 하는 불안에 부들부들 떱니다. 공포에 떨거나 궁지에 몰린 얼굴을 하고 웃는 일이 없습니다. 병에 걸리지 않을까 늘 불안해서 그렇습니다. 우울증으로 풀이 죽어 있거나 은둔형 외톨이가 되기도 합니다. 작은 일에 화를 내고 성격이 까다로워 다루기 어려운 것이 Kali-ars입니다.

[신체]

　피부 질환이나 몸이 쇠약해졌을 때 아주 중요한 레메디입니다. 오른쪽에 생기는 헤르페스, 만성 아토피, 홍역 발진에 잘 맞고, 피부가 딱딱하거나 노리끼리해져서 늙어 보이는 사람에게도 적합합니다.

건선을 치료하기 위해 스테로이드를 오래 써서 생긴 체독이나 탁해진 혈액에 좋습니다. 발끝에 궤양이 잘 생기고 갈라져서 통증이 심합니다.

침대에서 일어나 앉기도 어려울 만큼 기력이 없습니다. 어떤 병이든 악성이 되기 쉬운 경향입니다. 몸을 부들부들 떨 정도로 차가운 사람입니다.

[악화] 밤(오전 1~3시), 발이 차다

[케이스]

28세, 여성

내원 이유 : 아토피

– 어릴 때 아토피 때문에 스테로이드 연고를 발랐던 적이 있다.

– 색소 침착이 심하다.

– 몸이 찬데 조금이라도 더워지면 이유 없이 가렵다.

– 여성인데도 수염이 있다.

– 걱정과 불안이 많고 사소한 일에도 두근두근 동요한다.

아침 TS-05(피부에 좋은 티슈솔트 콤비네이션) 1병

저녁 Kali-ars 12X × 2주간

몸이 찬 이유는 스테로이드를 계속 투여함으로써 체온이 떨어졌기 때문이 아닐까 합니다. 원래의 호르몬 균형을 되찾기 위해서는 자연체가 되어야 합니다. 수염이 많아지는 것도 스테로이드 때문입니다.

Kali-br. (캘라이 브롬, 칼리 브로마튬)
Kali-brom : 브롬화칼륨

[큰 특징]

진정제, 불면증, 신경성 시력 장애, 우울증, 흥분 상태, 건망증

분비샘 장애(특히 갑상선)

피부가 가려울 때 나오는 부스럼, 여드름

점막의 자극성 염증

따뜻한 공기로 악화(따뜻한 공기를 버티지 못함)

[특징]

Kali-brom은 Kali-phos와 마찬가지로 신경과 뇌에 적합한 레메디입니다. Kali-phos는 뇌와 신경을 지나치게 쓴 탓에, Kali-brom은 남에게 피해를 입는다는 망상에서 나오는 신경 문제에 적합합니다.

브롬화칼륨은 현대 의료에서 간질약으로 쓰이고 있습니다. 하지만 물질로서 브롬화칼륨을 계속 먹으면 오히려 신경 마비, 뇌나 기억의 불활성화, 퇴화를 일으킵니다.

Kali-brom은 노인의 뇌, 치매로 같은 일을 반복하고 말하는 것을 잊거나, 우울증 등 뇌와 신경의 불활성화에 적합합니다.

후두부의 편두통, 손이 저리거나 마비감이 동시에 있을 때, 성적 흥분, 섹스를 지나치게 해서 간질이 생긴 사람에게도 맞습니다. 성욕은 강하지만 정력이 받쳐주지 않는 사람에게는 Selenium이나 Kali-brom이 맞습니다.

146

끊임없이 손을 움직이는 것도 특징입니다.(Zincum은 다리를 계속 떱니다.) 주기적으로 반복되는 설사, 콜레라에도 적합합니다. Kali-brom은 설사를 일으키는 직장으로부터의 대뇌 자극을 완화하고 궤양성 대장염으로 자주 화장실에 가는 사람에게도 맞는 레메디입니다. 콜레라 탓에 쇠약해져 계속 잠만 자는 아이에게도 맞습니다.

[정신]

감정 기복이 격렬해 갑자기 울음을 터뜨리거나 화를 내거나 공포를 느낍니다. 남에게 학대받고 독살 당할지도 모른다는 생각에 남을 깊이 의심합니다. 신에게 천벌을 받을 거라고 생각합니다. 기억이 중간에 끊어져서, 과거의 일은 거의 생각나지 않는데 기분 나쁜 일만은 선명히 기억합니다.

[케이스]

65세, 여성

내원 이유 : 당뇨병과 빈뇨 때문에 잠을 못 자서 수면제와 안정제를 오랜 기간 먹고 있다.

아들 말에 따르면, 치매 기운이 조금 있어서 과거 이야기를 해도 거의 기억하지 못한다. 마음속으로 무슨 생각을 하는지 캐물으면 "인생이란 게 워낙 여러 가지 일이 있잖니."하며 얼버무린다. 그래도 물어보면 "왜 남 얘길 자꾸 캐물어?"하면서 오히려 되묻는다. 식사도 맛없고 다른 사람들과도 잘 못 지내겠다, 인생이 재미없다며 한탄한다. 다음은 두 번째 상담에서 발췌한 내용이다.

어머니: 소싯적 들은 노래 '아카시아의 비[1]'가 귓가에 자꾸만 들려. 당신, 나한테 뭔가 먹인 게야? 내 과거를 주물럭거려서 뭐하자는 게야?

유이: 예전에 기분 나빴던 일이 많으셨죠? 거기 뚜껑을 덮어두니까 이런 일이 생기는 거예요. 뚜껑을 열었으니 열심히 내보내 보자고요.

어머니: 이제 안 먹어.

유이: 어머니, 드셔 보세요. 안 드시면 더 멍해지고 내가 누군지 모르게 된다고요.

어머니: 난 남편한테 금전적으로나 정신적으로 거의 도움을 못 받았어. 애들 키우는 거나 시어머니 간호도 전부 나 혼자 했다고. 일하고 일해서 겨우 편안해지나 싶더니 나한테 민폐만 끼치던 남편이 죽었어. 난 남편에게 딱 한 마디 "고맙다."는 말을 듣고 싶었는데.

유이: 그 생각을 계속 하고 계셨군요. 그 부분을 도저히 받아들일 수 없으셨던 거죠. 하루라도 긴장을 풀 수 없는 날을 보내시다 불면이 되신 거예요. 고맙다는 한 마디 못해준 남편 분에게는 한 번 불단[2]을 향해 맘껏 불평이나 솔직한 마음을 털어놓으시는 게 좋아요. 그리고 어머니께서 일상 속에 감사할 일을 잔뜩 찾으신다면 분명 좋은 일이 있을 거예요. Kali-brom을 한 병 더 드시고 뇌신경을 이완시키세요.

---

1 1940년대 유행했던 도가와 준(戶川純)의 노래 '아카시아의 비가 그칠 때'를 말합니다. '아카시아 비를 맞고 이대로 죽어버리고 싶네. 날이 밝고 해가 떠오르겠지. 아침햇살 속에서 차갑게 식은 나를 발견하고 그 사람은 눈물을 흘려줄까요?(중략)' 이런 가사의 우울한 노래입니다.

2 일본은 집에 작은 불단이 있어 거기 조상의 납골과 위패를 모시고 아침저녁으로 봉양하며 인사를 올립니다.

Kali-i. (캘라이 아이오드, 칼리 아이오덤)
Kali-iod : 요오드화칼륨

[큰 특징]

관절 종창(관절 주위 부드러운 조직에 물이 차는 것), 류머티즘, 좌골신경통, 만성 감염증, 갑상선 장애, 차갑고 빨간 손, 고혈압, 석회화(경화), 노화 현상, 림프종

[정신]

시시한 농담을 늘어놓으며 수다를 떨거나 작은 소리에도 흠칫거리고 불안해서 울음을 터뜨립니다. 아이나 남편을 때리거나 욕을 하고, 기분이 나쁘고 성격이 급합니다. 통증이나 불안 때문에 잠시도 조용히 앉아있지 못하고 걸어 다니며 마음을 달래려고 합니다. 남에게 설명할 때 적절한 말을 찾지 못합니다. Kali-iod의 사람은 바깥 공기를 좋아하고 밖을 걸어 다녀도 지치지 않습니다.

[신체]

Kali-iod는 내출혈을 일으키기 쉬운 사람, 출혈이 멈추지 않는 사람, 물혹이 잘 생기는 사람에게 적합한 레메디입니다. 물혹은 커다란 관절이나 결합 조직에 생겨 류머티즘이나 좌골신경통을 일으킵니다. 류머티즘은 밤이나 습기로 인해 악화되고 주사로 물을 빼내지 않으면 안 될 정도가 됩니다. 하지만 주사로 물을 빼내도 금방 다시 찹니다. 이런 분은 Kali-iod를 꾸준히

먹으면서 결합 조직이나 선유 조직의 독소를 내보내는 게 중요합니다.

갑상선 이상이 생기기 쉽습니다. 목이나 편도선이 얼얼하게 아프고, 목에 뭔가를 꽉 감는 것을 싫어합니다. 기침을 많이 하고 가래에는 황록색 거품이 있습니다.

뼈 조직으로 들어가 뼈를 파괴하는 병이나 척추측만증, 급성 비염, 종양, 곤지름, 림프 종창, 암에도 적합합니다.

Kali-iod의 증상을 보면 마이아즘적으로는 결핵과 매독이 있습니다. 실제로 Kali-iod는 결핵과 매독에 적합한 레메디입니다.

[케이스]

45세, 여성

내원 이유: 류머티즘, 무릎과 손목 통증, 부종

- 열 번이나 주사로 물을 빼냈다. 류머티즘은 습기가 많으면 악화된다.

- 기침과 가래가 멈추지 않는다. 일 년 내내 비염을 달고 산다.

- 이명이 심하고 어지럼증도 살짝 있다.

- 자궁에 커다란 근종이 두 개 정도 있는데 아무 조치도 하지 않았다. 냉은 냄새가 나고 양도 많다.

- 걱정이 많고 강박이 강해 늘 초조하다.

- 10년 동안 회사를 다녔는데, 내 생각만큼 인정받지 못했고 동료 관계도 어려웠다. 자주 화를 내거나 괴로워했다. 그러던 가운데 류머티즘이 생겨 일을 그만두었다.

Kali-iod 12X × 2주간

Lith-m. (리듐 뮤어)
Lithum-mur : 염화리듐

[큰 특징]

두통(먹으면 호전), 우울증, 신경 피로, 만성의 관절 경직, 류머티즘, 장내 가스, 비뇨기계의 카타르와 염증, 노화 현상, 통풍

[정신]

희망이 하나도 없습니다. 살아가는 일에 혐오를 느낍니다. 도와주는 사람이 아무도 없는 외톨이이고, 사는 게 재미없다고 생각합니다. 이 사람들의 근본 문제는 어머니와의 관계입니다. 어머니 뱃속에 있을 때나, 막 태어났을 때나, 아이였을 때 어머니나 아버지에게 보호받지 못한 경험이 있는 사람은 외톨이로 희망을 보지 못하는 어른이 됩니다. Lithum-mur는 아무리 노력해도 우울하고 의기소침해지기 쉬운 사람들의 레메디입니다.

리듐은 항우울제나 정신 안정제에 쓰이는데 그 약 때문에 이명이 들리거나 얼굴이 무겁고 빨개지거나 어지럼을 느끼기도 합니다. Lithum-mur를 먹음으로써 그런 약해를 적극적으로 내보낼 수 있습니다.

[신체]

배가 고프면 두통이 생기거나 머리가 커지는 것처럼 느낍니다. 이 두통은 뭔가를 먹을 때까지 계속됩니다. 하지만 너무 많이 먹으면 위산 과다가 일어납니다. 류머티즘에 걸린 사람은 뜨거운 목욕탕에 들어가면 찌를 듯

한 아픔을 느낍니다. 혀에 마비감이 있고 혀 짧은 사람처럼 말합니다. 몸은 쇠약하고, 이명과 어지럼증이 계속되며, 늘 메슥거리며 토할 것 같습니다. 피부는 Alumina처럼 푸석푸석하고 가려우며 긁으면 빨갛게 벗겨집니다. 특히 손, 머리, 볼이 그렇습니다. Lithum-mur는 통풍, 류머티즘, 신경 과로에 적합한 레메디입니다.

[케이스]

45세, 남성

내원 이유 : 의기소침

몸이 무거워 움직이기 힘들다. 한 자세로 오래 있으면 피가 통하지 않아 감각이 없어진다. 걸으면 눈앞에 파도가 치는 것 같아 쓰러질까 두렵다. 왼쪽으로 누워 자면 통, 통하고 이명이 들린다. 음식 맛을 모르겠다. 구내염이 잘 생긴다. 때때로 심장이 아플 때가 있다.

일을 시작했던 22세 무렵에 실연을 하고 어머니도 돌아가셔서 고독하게 살아왔다. 그때 너무 힘들어 수면제나 항우울제를 2년 정도 먹었다. 지금까지 자신의 삶이 좋았다고 생각한 적이 없다. 괴로운 일만 가득했다. 어머니에게 아이처럼 응석도 부리고 싶었지만, 제대로 이야기도 나누지 못한 채 어머니는 돌아가셨다. 몸은 언제 또 나쁜 일이 생기지 않을까 긴장해서 딱딱하고 이완되지 않는다. 작은 일에도 끙끙거리며 걱정하고 우울해진다. 밖에 나가 남을 만나고 싶지 않다.

Lithum-mur 12X × 2주간

Mang-s. (망간 설퍼, 망간 설퍼리쿰)
Mangan-sulph : 황산망간

[큰 특징]
신경 쇠약, 근육 떨림, 순환 장애, 피로, 기억력 쇠퇴, 빈혈, 노화 현상, 철분 부족

[특징]
철분 흡수를 촉진합니다. 철분은 장에서 흡수되어 혈액의 산소를 운반하는 헤모글로빈을 만듭니다. 철분이 부족한 이유 중의 하나는 장의 움직임이 나쁘기 때문입니다.

Mangan-sulph가 필요한 사람은 대장이나 소장에서 나오는 소화 효소액의 담즙이 이상하게 증가해 옅은 갈색의 점액변이 나오고 달걀 썩는 것 같은 냄새가 납니다.

담낭의 담즙 분비가 조금만 지나쳐도 소화에 문제가 생깁니다. Mangan-sulph는 지나친 사람은 감소시키고 너무 적은 사람은 증가시키는 담즙 조절 역할을 합니다. 담낭과 관계가 밀접한 간에도 잘 맞는 레메디여서 간을 활성화시킵니다.

충치로 아플 때에도 적합합니다. 또 어깨, 가슴, 턱, 위장염, 담즙 장애, 간, 비장의 문제에도 잘 맞습니다.

정신적으로는 어떤 일이든 잘 못 참고 사소한 일에도 바로 화를 냅니다. 예를 들어 아이가 큰 소리를 내는 것만으로도 화를 냅니다. 다른 사람과 마

음이 잘 맞지 않습니다.

[케이스]

18세, 여성

내원 이유 : 생리를 하면 어지럼증이 오고 식욕이 떨어지며 설사가 난다. 몸을 조금만 움직여도 얼굴이 빨갛게 달아오른다. 아기 때도 설사를 계속 했던 적이 있다. 푸른 멍이 잘 생긴다. 몸이 잘 아프고 걸음걸이도 어색해 잘 넘어진다.

아침 혈액보조제 × 1병
저녁 Mangan-sulph 12X × 2주간

Nat-bic. (나트륨 바이커브, 나트륨 바이카보니쿰)
Nat-bicarb : 탄산수소나트륨

[큰 특징]

색이 짙거나 걸쭉한 혈액, 요산이 많은 혈액

신진대사가 나쁠 때(노폐물이 빠져나가지 않음), 지방 과다증, 류머티즘

목이 마를 때, 밤에 나는 땀, 불감증

고기나 지방을 싫어함, 채소나 우유를 잘 소화시키지 못할 때

[특징]

Nat-bicarb는 췌장에 함유된 것으로 췌장염 등에 맞습니다.

세포를 약알칼리 상태로 만들어 산성화를 막고 노폐물 대사와 배출을 돕습니다. 위산, 요산, 식도의 산으로 생긴 염증, 위궤양, 장궤양 등에 적합한 레메디입니다. Nat-phos와 Nat-bicarb를 같이 먹으면 활성 산소를 중화시켜 암에 잘 걸리지 않는 체질이 됩니다.

트림을 많이 하고 어지럼증, 이명, 구역질 등이 나올 때, 산소 결핍으로 이산화탄소 중독이 되었을 때, 고산병 증상이 있을 때, 몸 안에 열이 쌓였을 때, 수분이 쌓여 부었을 때 등에도 Nat-bicarb가 맞습니다.

[케이스]

40세, 여성

내원 이유 : 위산 과다와 소화 불량

집중력이 떨어지고 건망증이 있다. 소화기가 약한 주제에 단 것, 빵, 버터, 커피를 좋아하고 그런 음식을 먹으면 설사를 하거나 가스가 찬다. 그런데도 먹고 싶다. 커피는 멍한 머리를 상쾌하게 해주고 이뇨 작용이 있어서 마시고 싶다.(Nat-bicarb는 커피를 마시거나 군것질을 하면서 에너지를 소비해 에너지가 부족해집니다.)

무좀이 있고 질염에 걸릴 때가 있다. 햇빛을 받으면 피곤해져 여름에는 늘 양산을 쓰고 다닌다.

Nat-bicarb 12X × 1병(아침 · 밤) 그 뒤 2주 간격을 두고
Nat-carb 200C × 2일간 (근본 치료)

두 번째 상담을 하러 온 이 여성은 그동안 가족과 관계가 나빴는데 첫 번째 상담을 하고 나서 처음으로 아버지에게 먼저 전화를 걸어 어렸을 적 일을 이야기했다고 한다. 그러면서 아버지로부터 사랑을 받았음을 깨달았다고 말했다.

Nat-carb 10M × 2일간

Zinc-m. (징컴 뮤어, 징컴 뮤리아티쿰)
Zinc-mur : 염화아연

[큰 특징]

두통과 코 뿌리의 압박감, 신경 쇠약, 불면증, 기억력 감퇴, 우울증, 소음 과민, 발바닥의 열기, 피부 가려움증, 노화 현상, 생리통

[특징]

염화아연은 소독액이나 멸균제로 많이 쓰입니다. Zinc-mur는 대사를 높이고 신경을 진정시켜주므로 생리 때 출혈이 좀처럼 나오지 않거나 생리통이 심할 때 쓸 수 있습니다. 식욕이 거의 없는데 자극적인 음식이나 허브 등을 먹고 싶어 합니다. 음식을 먹으면 대부분 토하지만, 뜨거운 우유만큼은 그렇지 않습니다. 냄새나 맛을 잘 모르는 것이 특징입니다. 그리고 Zinc-mur는 상처를 빨리 아물게 해주는 레메디이므로 이것을 먹으면 상처가 덧나거나 곪는 일 없이 빨리 아뭅니다. 마르고 창백한 얼굴에 구역질을 하거나 토하는 사람에게 잘 맞습니다. 오른쪽 손발에 쥐가 나거나 안면 틱이 온 사람, 무도병의 레메디입니다. 손발의 쥐나 경련, 디프테리아, 이질, 빈혈과 부종, 먹어도 살이 붙지 않는 사람, 티푸스, 상처, 딸꾹질이 멎지 않을 때, 변비, 뇌진탕 등에 적합한 레메디입니다.

[케이스]

45세, 여성

내원 이유 : 푸른 잎채소, 특히 허브인 레몬밤만 먹고 싶다. 다른 것을 먹으면 구역질이 난다. 입안이 마비되어 맛을 전혀 모르겠다. 생리통이 지독하고 유선염이 있다. 오른발에 힘이 들어가지 않는다. 눈 밑이 파르르 떨린다. 빈혈 때문에 목욕하고 나오면 쓰러진다. 무엇을 하고 있었는지 잘 잊어버린다. 매사에 기억을 잘 못한다. 생리를 시작하면 부종이나 유방의 붓기는 좀 나아진다.

Zinc-mur 12C × 1주간

생명조직염 + 세포활성 티슈솔트의 혼합 레메디

● TS-23(Benp) : 변비

● TS-24(Yobos) : 예방접종의 해

● TS-25(Byog) : 병에 걸린 뒤 회복이 늦을 때

● TS-26(Fumi) : 불면증, 불안증

● TS-27(Ones) : 자면서 소변을 지릴 때

● TS-28(SyoFus) : 소화 불량, 영양 흡수 부족

● TS-29(Niki) : 여드름, 뾰루지, 좌창

● TS-30(Kasy) : 과식증

● TS-31(Hashi) : 성홍열 · 홍역 · 풍진

● TS-32(Mizub) : 수두

● TS-33(Otaf) : 이하선염

● TS-34(Infl) : 독감

● TS-35(Shink) : 신경 쇠약

● TS-36(Candi) : 칸디다, 진균류의 문제

● TS-37(Denji) : 전자파 문제, 정전기 체질

그 외 필수미량원소 약물학

Borax   Chromium

Cobaltum Germanium

Molybdenium Niccolum

Osmium

Rubidium-mur Selenium

Stannum Strontium-carb

Vanadium

Bor. (보락스)
Borax : 붕소

[정신]

Borax의 아이는 불안증으로 두려움이 많고 민감해서 키우기가 어렵습니다. 자다가도 엄마의 기침이나 재채기 소리, 잠깐의 전화 통화 소리에 벌떡 일어납니다. 그리고 이유 없이 비명을 지르며 웁니다. 또 모르는 사람과 있거나 새로운 환경에 있으면 흠칫거리며 잠시도 엄마에게서 떨어지지 않습니다. 높은 곳에서 내려가지 못하고 엉엉 울며 엄마를 부릅니다. 어른이 되어도 제트코스터나 엘리베이터를 타지 못합니다. 사람을 무서워해 "아니오"라고 말하지 못하고 점점 내성적이 되어갑니다. Borax의 사람은 땅에 발을 딛지 못하고 자아가 온전히 형성되지 않은 탓에 혼란스럽고 결단을 내리지 못합니다. 보호자가 늘 곁에 있어 주기를 바랍니다. 이렇게 된 까닭으로는 무시나 학대를 받았거나 부모의 부재 또는 관계 부족, 난산, 모유를 먹지 못한 것 등을 생각할 수 있습니다. 그런 까닭으로 자신을 잃고 다중 인격이 되어갑니다.

[신체]

결막염

안으로 난 속눈썹

아래를 보고 있으면 어지럽다

차를 타면 허공에 뜬 느낌이 든다

머리카락이 잘 엉킨다

코가 좌우 번갈아 막힌다

(아프타성) 구내염 때문에 모유를 먹을 수 없다

칸디다(칸디다가 있는 어머니는 본인이 레메디를 먹어서 모유를 통해 아이에게
주세요)

죽 같은 느낌의 냉

아이의 질염이나 기저귀 발진

배변배뇨통 때문에 울며 소리치지만 나오면 기분이 좋아진다

낮에는 소변을 거의 안 보는데 밤이 되면 자주 본다

얼굴과 입에 수포가 잘 생긴다

모유가 맛이 없어서 아기가 먹지 않으며 모유를 먹으면 설사를 하거나
간헐적 복통이 오고 구내염이 잘 생긴다. 그 때문에 침이 많아진다.

골다공증

손톱이 떨어져나간다

헤르페스

[장소] 입, 신경, 점액, 피부, 신장, 방광

[악화] 하강하는 움직임, 갑작스런 소리, 춥다, 젖는다, 과일을 먹으면 설
　　　사, 짜고 매운 것, 시큼한 것, 불안, 걱정, 돌봐주는 사람이 없다

[호전] 오후 1시, 압박, 돌봄을 받을 때

[케이스]

35세 어머니와 2세 아이

내원 이유 : 아이를 키울 수 없는 어머니와 늘 먹기만 하는 아이

어머니는 자기 어머니로부터 지독한 학대를 받아 빨리 집을 나가고 싶었다. 운 좋게 지금의 다정한 남편을 만나 바로 결혼했지만, 아이가 생긴 뒤로 매우 의기소침해졌고 아이를 키울 용기가 나지 않았다. 어떻게 귀여워해야 좋을지 모르겠다. 자기 기분이 좋을 때는 고양이처럼 귀여워하지만, 화가 나면 내버려두고 건드리지도 않는다. 먹을 것을 줄 때만 얌전해지니까 늘 전병이나 주먹밥을 던져준다. 하지만 짠 음식을 주면 입안을 자극하는 듯 입에 손을 넣고 울다가 먹기를 되풀이한다. 배가 늘 빵빵하다. 먹을게 없으면 금방 운다. 이 아이는 아토피 때문에 얼굴이 새빨갛다. 어머니는 남이 자기를 보는 게 싫다. 안으로 속눈썹이 나있고, 머리카락은 뻣뻣해서 빗을 수가 없다. 첫 1년 동안 모유를 주었지만 아이가 빠는 것이 혐오스러웠다. 언젠가 이 아이를 죽이고 말 거라는 두려움이 있다. 자신은 이중인격이라고 생각한다.

어머니

① Borax (서포트) 12X × 2주간

② Borax (근본 치료) 200C × 2일간 그 후 2주 간격을 두고

③ Anacardium (이중인격) 200C × 2일간

아이

① Antim-crud (애정 부족으로 먹기만 한다) 200C × 2일간

   그 후 2주 간격을 두고

② Borax (근본 치료) 200C × 2일간

Chrom (크로뮴)
Chromium : 크롬

[정신]

남 앞에서 창피 당하는 것을 싫어한다. 능력 없다는 말을 듣고 싶지 않다. 도전한다. 안달한다. 한발 한발 신중하게 나아간다. 작은 실수에 신경 쓰며 자책한다. 체면을 차린다. 남이 없는 곳에서 혼자 일할 때 능력을 발휘한다. 자신의 능력을 증명하고 싶지만 부끄러움이 많다보니 진짜 자신을 내보이지 않는다. 근성이 있고 사소한 감정 변화가 없다. 인내심이 강하다.

[신체]

항염증제

악취 나는 땀이나 분비물이 나올 때

항문 출혈

디프테리아

목의 통증

헤르페스

목, 어깨, 무릎 등 큰 관절의 류머티즘

당뇨병과 통풍

결핵

증상이 급성으로 나타났다가 갑자기 낫는다

[악화] 오전 5시, 밀가루, 사탕

[호전] 인정받을 때, 임무를 마쳤을 때, 남이 보고 있지 않을 때

[케이스]

21세, 남성(졸업 논문 집필 중)

대학에서 아주 우수하다는 평가를 받으며 선생과 부모의 기대에 언제나 부응해 온 학생. 몸가짐도 바르고 빈틈없어 누가 봐도 좋은 청년으로 보인다. 관절의 통증은 공부하느라 늘 고개를 숙이고 있기 때문. 특히 목이 아프다. 항문 출혈이 있고 책상 앞에 있는 시간이 길어지면 울혈이 심해진다. 땀이나 콧물에서 냄새가 난다. 밤중부터 새벽에 집중이 잘 된다. 남이 있으면 공부가 잘 되지 않는다. 단 것을 좋아한다.

아침 Cobaltum 12C × 1주간

저녁 Chromium 12C × 1주간

Chromium은 시험을 앞두고 있거나 일을 기획하는 단계에서 머리를 많이 써야 할 때 당 대사를 높여 에너지를 만들어 주는 레메디입니다.

Cobaltum은 면역을 높이고 혈액을 깨끗하게 해주기 때문에 혈액이 몸 구석구석까지 원활하게 흘러 뇌가 활성화됩니다.

Cob. (코발튬)
Cobaltum : 코발트

[정신]

아무리 열심히 해도 뒷일이 걱정되고 초조하다

할 수 있는 일인데 못하지 않을까 미리 걱정한다

실패하지 않으려고 준비를 착실히 한다

자기 일을 남들이 아는 게 싫어 이야기하고 싶지 않다(자신에게 부족한 부분이 있다는 것을 스스로 확신하고 있어서 그렇다)

아주 작은 실수도 하고 싶지 않다

스스로가 좀 지나치다고 느낀다

죄책감이 있어서 경찰을 만나면 오들오들 떤다(범죄자라고 생각하는 마음)

앞으로 나아가고 싶은데 나아가지 못하는 꿈, 시간에 맞춰 일을 하지 못하는 꿈, 남이 방해해서 일을 성공하지 못하는 꿈을 꾼다.

※ 현대인의 스트레스에는 Nux-vomica가 좋은데, 깊은 곳으로부터의 스트레스에는 Cobaltum, Zincum, Osmium, Rhodium, Iridium 등의 원소 레메디가 잘 맞습니다.

[신체]

혈액 응고 작용 부족

악성 빈혈

발기 부전, 발기하지 않은 채 사정

바깥공기를 쐬면 눈물이 난다

시큼한 것을 싫어함

춥고 습기 많은 곳에서 악화

아침 5시에 악화

저항력이 떨어진다

허리 통증

무릎이 약하다

입술이 갈라진다

입천장갈림증(구개열)

혀가 붓는다

폐 · 혀 · 인후 · 식도 등의 암

성장 장애 척추 파열

[악화] 아침, 자동차나 전철을 탈 때

[호전] 오후부터 저녁 무렵, 트림

[케이스]

17세, 수험생

내원 이유 : 패닉 증세

날마다 5시간 넘게 공부하는데도 자신이 게으르고 안 되는 놈이라고 자
책한다. 지난 번 모의고사 때는 이제까지 공부한 내용이 하나도 떠오르지

않고 머릿속이 새하얘졌다. 그 뒤로 이번 시험을 포기해야겠다는 생각을 한다. 머리를 지나치게 혹사하고, 그러고 나면 잠을 잘 수가 없다. 아무리 늦게 자도 아침 5시면 눈을 뜬다. 일어나도 개운하지 않다. 모기에 물리면 시간이 아무리 지나도 낫지 않고 곪은 자국이 남는다. 코피가 잘 멎지 않는다. 긴장하면 자주 다리를 떨거나 말을 더듬는다.

Cobaltum 12C × 1주간(아침 · 저녁)

먹기 시작한지 2~3일 뒤, 10시밖에 안 되었는데 이제 자겠다고 누웠다. 다음날 아침까지 푹 자고 있어서 깨우지 않았다. 여느 때 같았으면 왜 안 깨웠느냐고 패닉 상태가 되었을 텐데 그러지 않고 학교에 갔다. 주로 한밤중에 공부를 했는데, 이제 학교에서 돌아오자마자 집중해 11시 무렵이면 자고 아침 5시에 일어나 공부한다. 전처럼 패닉을 일으키는 일이 줄었고 자기 페이스에 맞춰 생활하게 되었다. 시험에 별로 신경 쓰지 않는다. 주뼛거리는 일도 줄었다.

다음 레메디는 Zincum(아연)입니다. 이 레메디는 머리를 혹사시켜 머리가 개운하지 않은 사람에게 잘 맞습니다.

Germ. (저머늄)
Germanium : 게르마늄

[정신]

공무원 같은 유형으로, 날마다 일은 하지만 그 이상의 책임은 전혀 지려고 하지 않는 사람입니다. 일상의 질서를 되풀이하는데 힘을 쏟으며 로봇처럼 하루하루 살아갑니다. 허수아비처럼 공허함과 무력감을 느끼면서도 모든 것이 잘 되어가고 정상인 척합니다. 책임을 짊어지지 않으려고 하면서 남에게 책임을 지우는 사람입니다. 자신이 쓰고 있는 가면이 벗겨지는 것을 매우 두려워합니다. 실패하지 않기 위해 현상을 유지하는 것이 최선이라 생각하고, 모든 일을 형식(관례)대로 진행합니다. 착실하고 꼼꼼하게 날마다 되풀이하는 일을 좋아하고, 희망이나 꿈이 없이 표면적이고 허수아비 같은 사람에게 적합합니다.

헛된 노력을 하는 꿈, 버스를 놓치는 꿈, 짐을 잃어버리는 꿈, 경찰에게 쫓기는 꿈 등을 꿉니다.

[신체]

마비감이 있고 다리가 떨리거나 실어증, 실독증에 걸립니다. 이는 소뇌와 정신에 문제가 생겼기 때문입니다.

암, 말라리아, 목이 얼얼하거나 다량의 점액이 나올 때, 결핵, 기관지염, 간염·신장 손상, 고혈압, 빈혈, 당뇨병, 관절염, 작은 결절이 있는 피부질환 등에 적합합니다.

[악화] 추울 때, 안개, 오전 5시

[케이스]

38세, 남성

내원 이유 : 무릎 관절이 아프다. 반월판이 닳아 있다. 젊었을 때 축농증 수술을 했다. 코가 잘 막힌다.

동사무소에서 일하는 이 남성은 얼굴에 표정이 잘 드러나지 않는다. 내가 농담을 해도 웃지 않는다. Arg-met, Stannum, Rhus-tox, Kali-bich, Ledum 등의 레메디를 주었지만 반응이 좀 둔하다.

유이 : 꿈이 있으세요?

남성 : 빚을 내서 집을 샀기 때문에 빚 갚을 동안은 공무원으로서 계속 일하고 싶을 뿐입니다. 꿈은 정년이 되면 생각하려고요.

좌우명은 '분쟁을 일으키지 않고 눈에 띄지 말자.' 스포츠 프로그램을 보거나 책 읽기를 좋아한다. 아이나 부인은 귀찮다. 부인도 아이를 맡기고 같은 직장에서 일한다. 오랫동안 같은 직장에서 일하다가 어느 날 이 사람이 좋겠구나 싶어 결혼했다. 연애 감정은 거의 없다.

Germanium 12X × 1주간(아침 · 저녁)

부인 : 남편이 전에는 집안일에 통 신경을 안 썼는데, 이제 조금씩 신경을 써요. 직장에서 동료와 다투기도 했다네요. 낡아빠진 공무원 체제가 바뀌어야 하지 않나 생각해요.

Moly. (몰리브데늄)
Molybdenium : 몰리브덴

[정신]

모든 일을 완벽하게 해내고 싶다. 떨어지는 꿈을 꾼다. 높은 곳이 무섭다. 홀로 도전한다. 자신의 생각을 증명하기 위해 행동으로 옮기지만 실패하지 않을까 두렵다. 실패에 대한 모욕감이 강해 그 생각에서 벗어나지 못한다.

[신체]

다발성 경화증, 목을 돌리면 삐걱거린다, 근육 긴장, 경직

팔의 아픔, 손 떨림

두통으로 눈 안쪽이나 목 근육부터 아프다. 그 때문에 시야가 흐려지거나 복시로 보이기도 한다.

글씨가 작게 보이고 흔들린다.

두통 때문에 토하고 만다.

갑자기 귀가 안 들린다.

귀에서 슈슈 소리가 난다.

피부가 건조하고 잘 벗겨진다.

피부 발진은 없는데 가렵다. 백반.

생식기 문제. 발기 부전. 전립선 문제. 난소 종양. 빈뇨. 고환염.

전체적으로 쉬이 피곤해지고 뚱뚱하며 갑상선 기능 저하증 같은 느낌의 사람에게 잘 맞습니다. 부신에 적합하며 에너지원이 되는 레메디입니다.

[악화] 습기, 추위, 지방이 많은 것

[호전] 바깥공기, 차가운 물, 하품

[케이스]

33세, 여성 (간호사)

내원 이유 : 비문증[1]과 난청

새 직장에 들어가고부터 증상이 나타났다. 살이 조금 찐 체구. 피곤해하고 졸리다. 졸리면 편두통이 온다. 여러 가지 일을 묵묵히 수행하는 유형인데, 직장에서 과소평가를 받는다고 생각한다. 위가 약하다. 시큼한 것을 먹으면 악화된다. 피곤하면 머리가 빙빙 돌고 멍해져서 생각을 못하겠다. 기운이 바닥난 것 같다. 목도 잘 쉬고 가래가 잔뜩 나온다.

Molybudenium 12C × 1주간(아침 · 저녁)

기운이 생겨 일을 많이 하게 되었다. 젊었을 때 자주 이처럼 일했던 걸 기억해냈다.

여성 : 체력을 비축하지 않으면 금세 바닥이 나요. 저는 그런 성격이에요. 빈틈없이 하지 않으면 안 된다고 자신을 질책해요.

유이 : 그런 점이 Molybudenium답군요. 완벽하게 하기란 불가능하니까 힘을 좀 빼고 느긋하게 하세요.

---

1 눈앞에 먼지나 벌레 같은 것이 떠다니는 것처럼 느끼는 증상.

Nicc. (니콜럼)

Niccolum : 니켈

[정신]

자신이 맨 꼭대기에 있다는 생각으로 모든 사람을 그 아래에 두고 싶어 하지만, 동시에 싸우거나 부조화를 일으키면 안 된다는 생각으로 자기 자신을 조절합니다. 남을 질투해서는 안 된다, 남 앞에서 우울해 보이면 안 된다, 불쾌함을 드러내면 안 된다고 생각하고 섹스에 흥미가 없는 등 비교적 딱딱한 사람입니다. 자신이 남보다 고결하다고 생각합니다. 감정을 능숙하게 억압할 수 있는 사람이 Niccolum입니다. 균형 잡힌 어른을 연기하고 있지만 그 마음속에는 분노, 모순, 공포가 꿈틀거리고 있습니다. 남에게 표면적인 대응밖에는 하지 못합니다. 깊은 대화가 되지 않습니다. 시험 보는 데 답을 못 써서 괴로워하는 꿈을 꿉니다. 실제로 시험 날 패닉 상태를 잘 일으킵니다.

[신체]

주기적인 두통

마른기침이 계속 나온다, 기침할 때 상반신을 앞으로 숙이면 나아진다.

밤에 악화된다.

목이 아프거나 쉬었을 때(목의 통증이 귀까지 영향을 미친다).

암

마비

어지럼증

딸꾹질

당뇨병

설사

유산을 자주 한다.

위가 좋지 않아 조금만 먹어도 만족한다.

[악화] 움직인다, 말을 하거나 기침 또는 하품을 하면 목이 아프다.

　　　밤 12시 넘어서, 압박, 주기적으로 악화된다

[호전] 바깥공기, 저녁나절, 차가운 것, 식후

[케이스]

45세, 남성(회사 사장(2대째))

　내원 이유 : 뿌리부터 빠지는 무른 치아. 치료한 후 봉한 이가 많고 로봇 같은 치아(은니)가 되었다. 몸 전체가 가렵다. 특히 목과 머리, 팔꿈치나 손목, 손가락이 아프다. 입이 짧다. 기침을 자주 하고 끈적끈적한 가래가 계속 나온다. 입내가 심하다.

　무대 공포증이 있어서 남 앞에서 말하기가 버겁지만, 직업상 남들 앞에서 말하는 일이 많아서 이 점은 익숙해졌다. 다른 사람들에게는 능숙하게 대하지만 표면적일 뿐이다. 깊이 파고들어 자신의 문제를 털어놓는 일은 질색한다. 감정을 밖으로 드러내는 일이 거의 없다. 어머니가 인간관계에 서툴고 항상 다른 사람과 분쟁을 일으켜서 자신은 다른 사람과 소동을 일으키고 싶지 않다.

그런 부분에 신경을 너무 쓴다. 가족을 갖고 싶다고 생각한 적이 없다. 지금도 독신이다. 마음 깊은 곳을 건드리는 대화를 하기 싫다. 나 자신을 잘 모르겠다. 가급적 모나지 않게, 무사안일주의로 살고 싶다.

Niccolum은 평화롭게 있고 싶고 지금의 자신으로 충분하기 때문에 달라질 필요는 없다고 생각합니다. 자신은 언제나 평정을 유지하면서 '남들은 어째서 싸움만 할까?' 하고 생각하는 사람에게 맞습니다. Niccolum은 현재의 인간으로서 성장을 부정합니다. Niccolum보다 자신이나 남의 감정을 모르는 것은 Plumbum(납)입니다.

Niccolum 12X × 1주간(아침 · 저녁)

Osm. (오스뮴)
Osmium : 오스뮴

무엇이든 참을성 있게 해서 끝장을 봐야만 하는 사람에게 어울리는 레메디입니다. 스트레스나 압박감이 최고로 높아져도 Osmium인 사람은 그것을 인내심으로 극복합니다. 조직을 만들거나 기초를 다질 때에는 Osmium의 관리자가 있어야 합니다. Osmium인 사람은 곤란한 상황에 처한 사람을 도우려고 노력합니다. 무거운 책임을 지고 있어도 그 무게를 즐깁니다. 행동력이 있기 때문에 언뜻 독재적으로 보여, 반대하는 사람이나 게으른 사람에게는 미움을 받습니다.

[정신]
성격이 급하다, 지적, 완고함, 구제하고 싶다

[신체]
신경과민, 침착하지 못하다
불면, 자도 개운하지 않다, 길게 못 잔다
자고 일어나면 손발이 저린다
근육의 수축과 경직
파킨슨병, 다발성 경화증, 암
눈의 문제, 녹내장, 안압, 시야 장애
심장이나 혈관의 문제, 고혈압, 혈전, 뇌출혈, 빈혈

위에 부글부글 가스가 찬다, 방귀 냄새가 굉장히 심하다

부정출혈, 출산, 임신, 월경으로 악화된다

[악화] 따뜻한 공기, 발한, 졸림, 흐린 하늘, 압박, 밤 6~9시, 휴식, 육아,
　　　집안일

[호전] 바깥공기, 일한다, 먹는다, 압력, 걷는다

[케이스]

45세, 여성 (아동상담연구소 소장)

오른쪽 눈의 안압이 높고 눈 안이 아프다. 혈압이 높다. 몸이 거북하고 굳어 있다. 다음 날 일을 이래저래 생각하느라 잠을 못 잔다. 오른쪽 종아리 관절이 아프고 붓는다. 그 때문에 정좌를 할 수 없다. 위장이 약해 배에 가스가 잘 차고 위산이 나온다. 기침을 한번 하면 멈추지 않는다. 할 일이 너무 많다보니 여가를 즐길 여유가 없다. 고등학생과 대학생 아이를 두고 남편이 죽었다. 자신이 일하지 않으면 학비도 식비도 나오지를 않으니 매일 아침 일찍 일어나 세탁을 하고 아침식사와 고등학생 아이를 위한 도시락을 싸고 8시에 집을 나와 저녁 6시 무렵 돌아와 저녁을 만든다. 남편이 없으니 일을 그만둘래야 그만둘 수 없어 필사적으로 일했다. 타고난 강한 책임감과 잠도 자지 않고 일한 탓인지 결국 소장까지 맡게 되었다. 이 일을 한지 10년 가까이 되는데 몸이 점점 말을 듣지 않는다. 사실 집안일이나 육아를 좋아하지 않지만, 자기 아이인 이상 책임을 다해 키워야만 한다고 생각한다.

Osmium 12X × 1주간(아침 · 저녁)

레메디를 먹고 1주 정도 지나 깊이 잠들게 되었다. 초조하고 바쁘게 일하고 있었지만 효율적으로 일과 집안일을 하게 되었다. 예전에는 아이가 말을 듣지 않으면 소리 지르며 화를 냈는데, 이제 다정하게 대하게 되었다. 대학생 아들도 집에 들르게 되었다. 혈압이 내려간 덕분인지 눈을 떴을 때 힘들던 것도 사라졌다.

* Osmium은 매일 스트레스를 받으며 정신을 혹사하는 사람에게 좋습니다. 힘들지만 의지로 몸을 움직이면서 날마다 바쁘게 일하는 사람에게 맞는 레메디입니다.

Rubid-m. (루비듐 뮤어)
Rubidium-mur : 염화루비듐

[정신]

충동적이어서 깊이 생각하는 법이 없습니다. 목적을 향해 돌진하고 다른 사람의 평가는 개의치 않습니다. 용솟음치는 아이디어를 충동적으로 실행하기 때문에 실패도 많이 하는데, 실패하면 그 원인을 반성하지 않고 부정적이 되어 우울해지고 자신은 제구실을 못한다며 일을 내팽개칩니다. 창조적일 때는 아주 활동적이지만 이렇게 풀이 죽으면 자기부정을 하며 다른 사람을 피합니다. 하지만 대개의 Rubidium 사람은 창조적이고 다정한 마음씨에 개방적이라 다른 사람과 마음 편히 교류할 수 있어서 남에게 사랑받고 친구가 많습니다. 얀 숄튼은 "Rubidium은 17살 때 윔블던에서 우승한 보리스 베커 같은 사람이다. 신인이던 그는 자기 주위에 있던 일류 선수들을 전혀 겁내지 않았다. 이기거나 진다는 것을 생각지 않고 그저 좋은 플레이를 할 따름이었다."라고 했습니다. 때로는 거만해 보이지만 자신이 하고 싶은 일을 할 따름입니다. 조증과 울증이 교대로 오고 울다가 웃는 등 감정이 격렬합니다. 색이 다양한 풍선이나 고무공이 공간에 떠있는 듯한 망상을 합니다.

[신체]

시각 장애나 눈의 염증을 일으키기 쉽다

말을 더듬는다

목소리가 나오지 않는다, 목이 쉰다

간의 문제

폐의 문제

목의 문제

관절의 경직, 팔의 통증, 근육이 약하다

불면, 자다가 몸을 자꾸 뒤척인다

얀 숄튼은 "루비듐은 뇌종양 속에 쌓이기 쉬운데 그것은 MRI나 CT로 쉽게 관찰할 수 있다. Rubidium이 산화하는 과정에서 바로 산소를 흡수할 수 있으니 체내의 산소 흡수를 높이는 게 아닐까 생각된다."라고 하였다.

[악화] 오전 5시, 9월, 생리 전, 예의범절을 가르칠 때, 월계수 냄새,
     흐리고 음울한 날씨

[호전] 문 밖

[케이스]

여성

특별한 사람이 되고 싶다. 아무도 갖고 있지 않은 것을 손에 넣기를 바랐는데 겨우 그렇게 되었다. 지금 하는 일이 재미있어서 가정도 내팽개치고 몰두하고 있다. 남편이나 아이가 불평해도 지금의 생활을 바꾸고 싶지 않다. 이대로라면 이혼하고 말 것이다. 하지만 예전의 자신(마음에서 영혼이 빠져나가 허한 상태)의 모습으로 돌아가고 싶지 않다.

유이 : 중용의 마음으로 양쪽을 잘 조화시키면 양자택일을 할 필요가 없겠죠? 그런 마음을 지닐 수 있도록 이런 레메디를 드리죠.

Rubidium-mur 9C × 10일간

Sel. (셀레늄)

Selenium : 셀레늄

[정신]

깊은 슬픔. 절망감이 사라지지 않는다. 아무 즐거움도 없다.

잘 잊어버린다. 집중력이 없고 사고를 할 수 없다. 외교적이지 않다. 소리나 이야기 나누는 소리에 민감. 에로틱한 생각이 많이 떠오르지만 발기부전이라 섹스를 할 수 없다.

[신체]

머리카락이 잘 빠진다. 머리카락은 기름지고 끈적거린다.

무척 피곤하다. 기력이 없다.

빈뇨와 새는 소변. 전립선염.

발기 부전. 정자에 물기가 많고 약하다.

여드름이나 종기가 잘 곪는다.

술을 마시면 금방 취한다.

수은 해독.

옆으로 누우면 심장이 두근거린다.

배에서 맥이 뛴다(손을 대면 탁탁 튕겨 오른다).

불면. 에로틱한 꿈으로 괴로워한다.

만성 후두염으로 목을 쓰면 금방 쉰다.

병이 나은지 얼마 안 돼서 피곤할 때.

태양으로 악화되고 더운 기후에서 여름을 탄다.

간이나 혈관에 문제가 있는 사람.

차나 술을 마시면 악화된다.

[악화] 불면, 잠자리에서 일어날 때, 사정, 머리와 몸의 혹사, 틈새바람,
　　　태양, 더운 기후

[호전] 해가 진 뒤에 부는 차가운 바람, 차가운 물

[케이스]

38세, 남성 (회사원)

내원 이유 : 만성 피로 증후군

항상 나른해 회사에도 겨우 다니고 있다. 회사 사람 누구도 알아주지 않
고 게으르다는 말을 듣는다. 사람을 만나고 싶지 않고, 1분이라도 빨리 집
에 돌아가 눕고 싶다. 잘 때 땀을 많이 흘린다. 중노동을 하는 꿈 등 악몽을
꾼다. 잠을 못 자면 더 피곤해서 10시간이나 몰아서 잔다. 이렇게 되기 전
에는 일도 부지런히 하고 사람들과도 잘 어울렸으며 술, 담배, 커피를 잔뜩
먹었다. 운동을 좋아해 요트도 즐겼다. 지금은 햇빛을 받으면 어지럼증과
피로감이 심해져 모자를 쓰고 선글라스를 낀다. 달님에게 매료되어 있다.
자살 생각에 괴로워한 적이 있다. 인생이 너무 재미없고 무의미하다며 북
받쳐서 운다. 풀이 죽어있고 나이보다 늙어 보이며 머리숱이 없다.

유이: 언제부터 이렇게 된 거예요?

남성: 2년 전부터 몸이 점점 피곤해지더니 의욕을 완전히 잃었습니다.

유이: 그 무렵에 무슨 일이 있었나요?

남성: 저와 다른 동료 한 사람이 어떤 자리를 노리고 경쟁해서 제 쪽이 그 자리를 차지했는데 그 무렵부터입니다.

유이: 너무 노력했군요.

남성: 예. 상사 맘에 들려고 밤늦게까지 상사와 회사에서 일했습니다. 하지만 사실 (상사를) 인간적으로 좋아하지는 않았죠. 늘 밤에 늦게 돌아오다 보니 지금 아내와의 관계도 잘 풀리지 않게 됐습니다.

유이: 당신은 알파파, 완두 싹과 줄기, 참마, 옥수수 기름 같은 비타민E가 많이 든 음식을 자주 씹어 드세요. 비타민E는 체력과 활력의 근원입니다. 그리고 Selenium은 몸에 쌓인 수은에도 잘 맞아요. Kali-phos는 피로와 과로로 신경이 곤두섰을 때 좋습니다.

Stann. (스태넘, 스태넘 메탈리쿰)
Stannum : 주석

[정신]

침울하다, 낙담한다, 남을 만나고 싶지 않다.

남이 자신에 대해 뭐라고 하는지 걱정되어 끙끙 앓는다.

불안증.

과거의 싫었던 일들이 자꾸 떠오르고 그 생각에서 헤어나지 못한다.

공적인 자리에 나가고 싶지 않다.

업신여김을 받고 모욕적인 대우를 받고 있다.

남에게 칭찬받지 못하고 버림받았다고 생각한다. 그래서 그런 사람들을 동정하고 만다.

차별당하는 것에 민감하고 그런 점에 대해 논쟁하고 싶어 한다.

과거의 영광에 매달린다. 이른바 창가족(창가에 앉아 변변한 일을 못하는 직장인).

문제의 핵심을 피하거나 미담을 하는 게 특기.

남의 떡으로 제사지내는 게 특기. 하지만 책임은 지지 않으려 한다.

금방 화가 난다. 복수심이 있다. 잘 빈정대고 얄밉고 심술궂다.

인간, 가난, 남에게 얕보이는 것, 높은 장소, 미래에 대한 두려움이 있다.

[신체]

발목이나 손의 부종과 마비. 정좌하면 다리가 금방 저린다.

병은 모두 조금씩 악화된다.

창백한 얼굴

관절염으로 신경통이 있다

폐질환(천식, 기관지염, 폐암, 폐섬유증[1])으로 힘이 없어 말을 못할 정도가 된다.

생리가 빨리 오고 양이 많다. 생리통 때문에 웅크리고 있고 싶다.

자궁 하수

위 하수

메니에르병

얼굴에 백반이 생긴다.

[악화] 목을 쓸 때, 찬 공기, 오전 10시, 오른쪽을 아래로 하고 잔다, 계단을 오르내릴 때

[호전] 바깥공기, 압박, 기침으로 가래가 나올 때

[케이스]

63세, 남성(목수)

감기에 걸리면 기침이 심해져서 멈추지 않는다. 그 때문에 밥도 못 먹고 점점 말라간다. 가래는 끈적거리고 금속 맛이 나서 기분 나쁘다. 손목과 발목, 목 관절이 아프다. 특히 기침을 할 때 관절도 같이 아파 걸을 수가 없다. 움직이기가 점점 힘들다. 목수들 중 책임자였지만 지금은 아들에게 일임

---

1 간질성 폐질환.

하고 있다. 자주 '요즘 젊은 놈들은 글러먹었어.' 같은 생각을 한다. 하지만 아들도 자신이 트집 잡는 게 싫은 듯 금방 싸우고 만다. 노인 클럽에 가입했는데 자신이 가장 젊고 활동할 수 있다 보니 임원이 되었다. 여러 노인들 이야기를 들을 때마다 노인은 업신여김을 당하고 있다는 생각에 화가 난다. 어린 시절에 전쟁을 겪은 탓인지 편히 쉴 수가 없다. 몸이 경직되어 있다. 외골수에 사고방식도 굳어 있다.

Stannum 12X × 1주간(아침 · 저녁)

오랫동안 고생했던 기침 발작이 멈춰서 깜짝 놀랐다. 무릎이나 목 관절이 아파서 걸을 수 없던 적도 있었는데 통증이 줄어 아침이 힘들지 않다. 아들 때문에 초조했었는데 지금은 아들이 해주고 있으니 전면적으로 맡겨보자고 마음을 다잡았다. 노인 클럽의 임원은 계속하고 있다. 전처럼 과격하게 반응하지 않게 되었다.

※ 아이의 케이스입니다. 야구부 주장이던 아이가 주장을 그만두자마자 감기에 잘 걸리고 성격도 까다로워졌는데 Stannum이 잘 맞았습니다. 과거의 영광을 잊지 못하고 자신의 가치가 조금씩 사라지는 것이 아닐까 싶은 마음에 Stannum이 적합한 레메디이기 때문입니다.

Stront-c. (스트론튬 카브, 스트론튬 칼보니쿰)
Strontium-carb : 탄산스트론튬

[정신]

집중력이 없다. 화를 잘 낸다. 침울하다. 비판받을까봐 불안해한다. 의사를 드러내지 않고 그냥 남이 하는 말에 따른다(신데렐라 증후군).

자신에게는 재능이 없다고 생각한다. 아름다운 것, 예술에 민감하다. 침묵한다. 부끄러움을 잘 타고 좀처럼 일을 해결하려고 하지 않는다.

[신체]

수술 뒤에 혈액 순환이 나쁠 때

총 맞은 것처럼 격렬한 통증

혈액을 잃으면서 생기는 질환(출혈)

발목 골절, 골암, 골수의 병

변비 때문에 복부 부종, 항문의 심한 통증

몸이 딱딱하다, 류머티즘, 몸이 차다

눈을 부셔한다, 간질

[악화] 동작, 동작 후, 수술 후, 폐경, 찬 공기, 출혈, 기름, 오전 2~3시

[호전] 따뜻한 목욕, 빛, 밝은 날씨, 옷을 잔뜩 껴입는다

[케이스]

70세, 여성 (딸을 따라왔다)

내원 이유 : 뼈가 무르다.

넘어지면 뼈가 쉽게 부러진다. 딱딱한 결절종이 잘 생긴다. 오른쪽 턱뼈가 솟아올라 혹부리 영감처럼 되어있다. 외반모지[1]도 생겼다.

딸이 하는 말을 듣고 끄덕일 뿐, 거의 말을 하지 않는다. 자기 이야기가 나오는 것을 싫어하고 조심스러워한다. 무릎과 발목이 약하고 자주 염좌를 일으켜 엑스레이를 잔뜩 찍었다. 골다공증이 점점 진행된다. 뼈는 약한데 쓸데없이 일부의 뼈가 튀어나오거나 결절종이 잘 생긴다. 요즘은 딸에게 전적으로 의존하고 있다.

아침 Strontium-carb 12X × 2주간
저녁 뼈 보조제(TS-21) × 1병

이 여성의 증상은 Rhus-tox(옻) 증상과 많이 닮았습니다. 식물인 옻에는 스트론튬이 많이 들어있습니다.

---

1 엄지발가락이 둘째발가락 쪽으로 기울어져 관절이 안쪽으로 구부러진 현상.

Vana. (바나듐)
Vanadium : 바나듐

[정신]

신경쇠약

실수를 덮어두지 못한다

마음의 갈등(먹고 싶은데 먹을 수 없다. 과식을 그만두고 싶은데 멈출 수 없다)

해야만 하는데도 못하겠고, 후회한다. 스스로 해결하지 못한다.

할 수 없을지 모른다며 자신을 의심하고 우물쭈물한다.

의존증, 중독증이 되기 쉽다(술ㆍ커피ㆍ마약).

Vanadium의 사람은 무슨 일이든 일단 하면 완벽하게 하고 싶어 합니다. 하지만 완벽을 목표로 하면 반드시 실패한다는 사실을 모릅니다. '완성한 것만으로도 됐잖아?' 하는 식으로 자신을 편하게 해주지 못하는 사람입니다.

전철을 놓쳐 약속 시간에 늦거나 실패하지 않을까 늘 벌벌 떱니다.

[신체]

산소가 몸에 들어가기 힘들다. 혈중 헤모글로빈 수치가 낮다(빈혈).

식세포(마크로퍼지 등의 나쁜 균을 먹는 세포)의 활성이 낮다.

만성 류머티즘. 백내장. 단백뇨. 당뇨병. 혈당치 이상.

소화 흡수를 높인다. 간과 심장의 활성화.

에디슨병(부신피질호르몬 이상으로 쉽게 피곤해진다).

몸은 말랐는데 지방 수치가 높은 사람, 흔히 마른 비만이라고 부르는 사람의 레메디입니다. 이런 사람은 마가린이나 사카린이 든 음식을 먹지 말아야 합니다. 칼로리를 없앤 것이 지방을 더 부자연스러운 형태로 만들기 때문입니다.

Vanadium은 심장과 간에 적합한 레메디인데 이 장기들은 의지와 관계 있습니다. Vanadium인 사람도 의지가 약하다고 할 수 있습니다.

[악화] 찬 공기, 남의 도움이 없다, 오전 7시, 생리 전

[케이스]
16세, 여성
내원 이유 : 과식, 피로, 긴장, 감정이 자꾸 변한다.
어떨 때는 천국에라도 올라갈 것 같은 기분이다가 조금이라도 싫은 일이 있거나 실패했다 싶으면 돌이킬 수 없을 것처럼 침울해진다. 의지가 약하고 기운이 금세 빠진다.
끈기가 없다. 쉽게 상처 입는다(특히 연애, 우정, 형제 관계). 학교에서 문제가 생기면 결석한다. 등교 거부를 하게 되지 않을까 걱정된다.

Vanadium 12C × 10일간

과식에는 마음의 문제와 저혈당의 문제가 있습니다. Vanadium은 이런 사람에게 맞는 레메디입니다.

이 학생의 어머니는 건강 마니아여서 이 학생을 임신하고 있을 때 자기가 좋아하는 음식보다 몸에 좋은 음식을 먹었다고 합니다. 이렇게 하면 태아에게 영향을 미쳐 편식을 하게 되는 경향이 있습니다.

무엇이 먹고 싶은지 몸이나 마음에게 물어보았을 때, 몸과 마음이 건강하다면 그 선택이 자기에게 영양적으로도 필요한 것일 때가 많습니다. '맛있어'라고 생각하며 먹는 것으로 소화 흡수가 촉진되는 것이죠.

Vanadium이 이 학생에게 잘 맞는 듯, 1병 다 먹은 뒤 학교도 쉬지 않고 잘 다니게 되었다고 합니다.

생체 · 환경원소 약물학

Alumina   Arg-met

Aurum Bromium

Chlorum-aqua Cuprum

Fluor-ac   Iodium

Manganum   Palladium

Platina Plumbum Zincum

Alum. (알루미나)
Alumina : 산화알루미늄

[정신]

자신이 누구인지 모른다.

사랑하는 사람(어머니, 아이, 남편, 아내 등)과의 관계가 잘 풀리지 않는다.

집에서 자기가 있을 곳이 없다.

선택을 못한다.

칼이나 피를 무서워한다. 그런 것을 보면 때로 자기가 무슨 짓을 저지를
지 몰라 무섭다. 자살하고 싶어진다.

경찰에게 쫓기거나 범죄를 저지르고 있다는 망상.

집중력이 없다. 시간의 흐름이 느리게 느껴진다.

앞으로 고꾸라지지는 않을까 겁난다.

서두르거나 분주하면 일이 잘 풀리지 않는다.

학대받았거나 하기 싫은 일을 해야 하는 희생자.

[신체]

몸이 비쩍 말랐다. 피부도 머리카락도 눈도 버석거린다.

피부가 가려워 피가 나올 때까지 긁어댄다.

변이 나오지 않는다. 아무리 무른 변이라도 나오지 않는다.

땀도 침도 잘 나오지 않는다.

맛을 모르겠다.

고기와 맥주가 싫다.

감자를 좋아하지만 먹으면 소화가 안 된다.

배의 경련성 통증(왼쪽).

다리가 자주 저린다.

손톱이 무르다.

코가 잘 막힌다.

등골이나 뼈가 딱딱하다.

[악화] 주기적으로 악화, 감자, 녹말, 소금, 정크푸드, 따뜻한 방이나 이불
　　　속에서 악화

[호전] 저녁나절, 바깥공기, 상온이고 습도가 조금 높을 때, 물로 씻을 때

[케이스]

13세, 남자

내원 이유 : 아토피와 가려움증. 상처가 갈라져 피가 배어나온다. 건조한 피부.

어머니와의 관계가 좋지 않다. 상대가 화를 내도 헤죽거리며 웃어버린다. 자신이 무엇을 하고 싶은지 표현하지 못한다. 결정을 바로 못한다. 머리는 좋지만 하루 종일 멍하니 몽상을 할 때가 많고, 문제를 하나도 풀지 않을 때도 있다. 꽥꽥거리며 화내는 어머니에 대해서 본인도 화가 나는지 물으니 안 난다고 한다. 때로는 어머니를 위로도 해준다. 피를 보면 기겁을 하고 패닉 상태가 되는 애가 다치기도 잘 다친다. 사흘에 한 번 변을 보지만

설사. 요령이 없고 야무지지 못하다. 컴퓨터만 한다. 어머니와 대화를 하지 않는다. 어머니는 이 아이를 안아준 적이 없다. 여동생에 비해 귀엽지 않다. 이 아이가 3살 때 남편과 이혼, 이 아이는 아버지를 무척 따랐었다.

Alumina 12X × 1주간(아침 · 저녁)

피부와 변통이 좋아졌다. 집중력이 생겼다. 조금씩 감정을 표현하고 화를 내거나 울기도 한다. 엄마가 싫다고 처음으로 말했다.

아이: 동생이 엄마를 독차지해요. 아빠는 이제 여기 없어요. 난 누구한테 내 얘길 해야 할지 모르겠어요.

유이: 너도 힘들 땐 어머니한테 얘기하면 돼.

아이: 엄마는 늘 일하느라 바쁘니까 내가 그런 말을 하면 곤란하잖아요.

유이: 착하구나. 하지만 곤란할 때나 힘들 때는 서로 얘기하라고 말이라는 게 있는 거야. 어머니한테 다 말하고 반항해 봐. 지금 반항하면 어른이 되어서 반항하는 것보다 훨씬 자연스러우니까. 넌 칼이 싫니?

아이: 네. 무섭지만 쓰고 싶어요.

다음 레메디는 Alumina-sulph입니다.

Arg-m. (알지메트)
Arg-met : 은

[정신]

건강에 대해 늘 불안해하고 신경질적으로 반응합니다. 하지만 그 사실을 남에게 보이지 않으려고 애씁니다. 자존심이 강하고, 인정받고 싶고, 칭찬받고 싶고, 주목받는 것을 좋아하는 사람입니다.

예술적, 미적인 것을 좋아하여 보물을 수집하고 싶어 합니다. 높은 곳, 좁은 곳, 사람이 많은 곳이 무서워 패닉 상태가 될 것처럼 느끼지만 Arg-nit (질산은)처럼 겉으로 드러나지 않습니다.

언뜻 착해 보이지만 집으로 돌아가면 Arg-met의 거만하고 냉담한 얼굴이 드러납니다. 자존심이 강하여 모욕을 받으면 끙끙 앓습니다.

[신체]

은의 중독 증상으로 신경에 침범해 마비를 일으키거나 연골 파괴, 종창, 인두점막 염증 등이 알려져 있는데 여기에 Arg-met가 잘 맞습니다.

신경 전반의 마비, 연골 염증에 의한 류머티즘이 있습니다. 장소는 발목, 발가락, 손가락 등에 나타나고 신경통처럼 쑤십니다.

집중력, 기억력이 약하고 파킨슨병처럼 되기 쉽습니다.

머릿속에 전류가 흐르는 것 같은 증상이 있어 간질이 일어나는 경우도 있습니다.

항상 바쁘기 때문에 피곤해합니다.

목소리를 내면 금방 목이 쉬고 글씨를 쓰면 금방 건초염에 걸립니다. 증상은 천천히 시작되어 서서히 강도를 높이다가 갑자기 사라집니다. 목구멍이 얼얼하고 목소리가 갈라지거나 큰 소리를 내지 않아도 목소리가 변합니다.

[악화] 목소리를 낸다, 정신적 긴장, 차가운 습기
[호전] 동작, 커피, 옷을 입는다

[케이스]
30세, 남성
내원 이유 : 오른쪽 정소의 부종. 다리 전체에 감각이 없고 떨림. 가래가 끊이지 않아 잠을 잘 수 없다.

몸이 경직되어 있다. 얌전하고 소극적이지만 일은 확실히 해서 회사에 공헌하고 있다. 자신의 위치에 대해 무관심한 척 하지만 자신의 능력을 보여 주고 싶다. 남이 생각하는 것보다 자신은 훨씬 창조적이지만 다른 일이 바빠 능력을 발휘하지 못한다고 생각한다. 치아가 약하고 봉한 이가 많다. 아침에 일어나면 반드시 가래를 뱉어야 한다. 회색 가래가 나온다. 다리가 자꾸 가늘어진다. "젊었을 때 자위행위를 너무 많이 해서 고환이 부어오른 걸까요?"라고 묻는다. 지금까지처럼 일하지 않으면 회사가 돌아가지 않겠지만 증상이 너무 심해서 그만둘까 싶다. 하지만 회사를 생각하면 그만 둘 수 없다.

부모님 두 분 다 치아가 나쁘고 은니가 잔뜩 있었다. 타고나길 연골에 문제가 있다.

아침 Arg-met (서포트) 12X × 2주간

밤 ① Arg-met (근본 치료) 200C × 2일간

밤 ② Calc-fluor (근본 치료) 1M × 2일간 (연골의 문제. 경직된 몸)

Aur. (오럼)

Aurum : 금

[정신]

목적을 이루기 위해 밤낮없이 일하는 사장이나 일류대 합격을 노리고 공부하는 명문고 학생 같습니다. 이상이나 목적을 높게 두고 그것을 이루기 위해 금욕적인 생활을 합니다. 신을 경외합니다. 하지만 목적을 이룰 수 없다는 사실을 알게 되면 갑자기 빌딩에서 뛰어내리거나 전철에 뛰어들어 죽습니다. 중간이란 없다고 생각하기 때문에 자살도 반드시 해내고 맙니다.

신이 자신에게 벌을 준 것 같은 느낌이 들어 마음 깊이 침울해합니다. 황금빛 인생은 아무리 찾아도 보이지 않습니다.

책임감과 자존심이 강한 사람, 1등이 되려고 하는 사람, 지금의 지위를 뺏기지 않을까 두려워 웃거나 울지 못하는 사람, 고독한 사람, 마음 깊은 곳에서 자신을 실패자라고 생각하여 양심의 가책이나 자기비하를 하는 사람에게 적합합니다.

흐린 하늘이나 비를 보면 우울해집니다. 완벽주의자입니다.

[신체]

뼈에 극심한 통증(특히 밤)을 느끼며 아픔 때문에 자살하고 싶어 합니다.

심장에 무리한 짓을 계속합니다.

바깥공기를 좋아해서 방의 답답한 공기를 싫어합니다.

갑작스럽고 극심한 공포, 분노, 자기부정, 초조함을 느끼며 그것을 조절하지 못합니다. 하지만 다른 사람에게 알리고 싶지 않습니다.

오른쪽 정류 고환(잠복 고환).

얼굴 혈색이 좋고 혈액이 많이 몰려있는 것처럼 느낍니다.

눈이 충혈되거나 시야가 부옇게 흐려지고 좁아지는 등 눈 질환이 많은데, 이는 머리의 울혈이나 책임감으로 인한 불면 때문에 오는 증상입니다.

[악화] 감정, 의기소침, 재산을 잃었을 때, 신경을 지나치게 쓸 때, 한랭, 밤

[호전] 상쾌한 공기, 바깥공기, 냉수욕, 따뜻하게 한다, 걷는다, 휴식

[케이스]

48세, 여성(사장, 어느 단체의 회장)

마음 깊은 곳에 부정적인 감정이 있다. 이 세상에 태어났다는 사실에 죄책감과 절망감을 느낀다. 일이나 단체 활동이 잘 되어도 해냈다는 생각이 들지 않는다. 무척 침울하다. 하지만 결코 남에게 드러내지 않는다. 친구도 만들지 않고 고독하다. 태어났을 때 어머니밖에 없었고 이 어머니에게도 그다지 귀여움 받지 못했다. 잠을 깊이 못 잔다. 허벅지 관절이나 무릎에 찌르는 것 같은 통증이 있다. 특히 오른쪽이 그런데 밤에 혼자 있을 때 더 심해진다. 이대로 일이 잘 풀릴까? 단체 활동이 잘 굴러갈까? 이것을 유지할 책임에 짓눌릴 것 같다.

진지하다. 취미는 혼자 여행이나 온천을 가는 것. 이 여성은 젊었을 때 어느 정도 지위에 올라 돈도 있건만 25년 전에 때운 금니가 그대로 남아있다.

치아가 굉장히 약했다. 목소리는 크고 남자 같다. 이목구비가 또렷하다. 술을 좋아했지만 간이 나빠져서 끊었다. 살이 조금 쪘다.

① Aurum (서포트) 12X × 1주간 (아침 · 저녁)
② Aurum (근본 치료) 1M × 2일간

레메디를 다 먹고, 그동안 자살하려고 생각한 적이 몇 번이나 있었다며 눈물을 흘렸다.

유이: 왜 자살하려고 했나요?

여성: 목적을 이루지 못하면 어쩌지? 일이 잘 안 풀리면 어쩌지? 그런 생각을 하다가 문득 이대로 뛰어내려 죽으면 편해질까 생각했어요. 제게 지워진 무거운 책임에 짓눌릴 것 같다고 생각했죠.

유이: 지금은 어떤가요?

여성: 이런 얘기 거의 안하는 편인데요, 엄살을 부리고 싶지 않아서요. 하지만 처음으로 얘기하니 편해졌습니다.

Brom. (브로뮴)
Bromium : 브롬

[정신]

자신이 죄를 지어서 도망가야만 한다고 생각합니다. 늘 어느 틈엔가 범죄자나 가해자가 되어버리는 제물 같은 사람입니다.

Bromium은 무슨 일이든 정열적으로 하는데 이 정열적인 부분이 남들과 잘 맞지 않는 원인이기도 해서 거만하게 감정을 발산하며 공격적이 되고 맙니다. 그래서 남을 상처 입히게 되죠. 그러고는 죄책감을 품고 이 사회에서 도망치고 싶다고 생각합니다. 일하지 않는 성인은 죄책감을 느끼면서도 "어차피 난 안 되는 놈이야."하고 포기합니다. 죄책감으로 정신병에 걸리는 경우도 있고, 그 전조 증상으로 허공을 응시하며 손가락이나 손톱을 가지고 놀기도 합니다. 신이 자신을 벌하고 싶어 한다는 망상을 품고 삽니다.

[신체]

날이 더워지거나 몸이 뜨거워지면 목소리가 쉬거나 목을 못 쓰게 되기 쉽고, 감기는 꼭 인후부터 시작해 기관지염을 일으켜 크루프성 기침이 끊이지 않고 특히 밤에 악화됩니다. 가래가 안 나오고 질식할 것처럼 되어 스펀지를 통해 숨쉬는 것 같습니다. 이런 증상들은 따뜻한 방에 들어가거나 종일 열을 받아서 일어납니다. 하지만 바다에 가면 모든 증상이 호전되므로 Bromium은 '항해의 레메디'라고 불립니다. 분비샘 경화에도 맞습니다.

[장소] 인후, 기도, 심장, 순환, 분비샘(이하선, 갑상선, 난소, 유방), 왼쪽

[악화] 따뜻한 방, 예의범절, 과열, 더운 날씨의 냉방, 시큼한 음식, 식후

[호전] 코피, 바다, 승마, 수염을 깎았을 때

[케이스]

35세, 남성

내원 이유 : 부인과 섹스를 못하겠다. 제대로 된 직장이 없다.

지금까지 직장을 열 번 넘게 옮겼다. "뭘 해도 인생이 잘 풀리지 않는다는 것을 어릴 때부터 잘 알고 있다."고 말한다. 초등학생 때는 개구쟁이였지만 어느 날 교실에서 돈이 없어졌을 때 왠지 벌벌 떨렸던 탓에 반 친구들 모두에게 의심받아 정말 분했다. 결백을 증명하고 싶었지만 "어차피 난 의심받고 있으니까."라며 포기했다.

어릴 때부터 천식이 있다. 담배를 끊으면 좋아질 거라는 것은 알겠지만 어차피 오래 살지 않을 거란다. 몸 파는 여성하고는 잘 수 있다. 책임을 지고 싶지 않은 것인지도. 고환염에 걸린 적이 있다. 지금 하는 일은 산업폐기물을 트럭으로 운반하는 일이다. 일하면서 이 폐기물은 어떻게 되는 거지? 하고 생각한다. 이딴 일은 빨리 그만두고 싶다.

유이: 그만두면 다음에는 어쩌려고요?

남성: 육지는 공해로 더럽고 사람이 너무 많아 자유롭게 일할 수 없어요. 배라도 타려고요.

Bromium 12X × 2주간

206

Chlor. (클로럼 아쿠아)
Chlorum-aqua : 염소수

[정신]

미친 게 아닐까? 하고 걱정합니다. 작은 일로 금세 흥분하거나 화를 냅니다. 남의 이름이 잘 기억나지 않습니다. 물, 바다, 파도가 무섭습니다. 가족 누군가 병에 걸리거나 죽으면 침울해져 헤어 나오지 못합니다. 늘 자기 연민으로 슬퍼하면서 타인의 동정을 받습니다. 홀로 남겨질까 불안하고 함께 있어 줄 사람이 아무도 없는 것 같고, 자신이 고독과 고난의 인생을 산다고 생각합니다. 이 레메디는 인큐베이터에 있었던 사람에게도 맞는데, 인큐베이터는 자신이 방치되어 누구의 도움도 받지 못한다고 느끼는 인생의 시작이기 때문입니다. 또 어머니의 보호와 관심이 부족했던 아이들, 버림받은 아이들에게도 맞습니다. 이런 아이가 어른이 되면 애정과 관심을 갈구하지만 충족되지 않고, 그 욕구가 지나쳐 실연을 하기도 합니다. 실연하면 버림받은 기분에서 빠져나오지 못합니다. 남의 괴로움이나 슬픔에 민감해 자신을 돌아보지 않고 남만 돌보는 사람에게 좋은 레메디입니다.

[신체]

염소는 점막을 건조하고 붓게 합니다. 피부는 푸석푸석하고 가려운데 햇빛을 받으면 더 심해집니다. 입술에는 헤르페스성 수포(아토피)가 생깁니다. 아침에 일어나면 근질근질해서 재채기를 하고 물기 많은 콧물이 계속 나옵니다. 그리고 콧속은 연기 가득한 매운 느낌이 납니다. 수영을 하면 코의 점막이 아프거나 눈이 충혈되는 특징이 있습니다. 습기에 약하고 기침이 잘 나오며 그 때문에 목이 쉬거나(천식) 디프테리아와 인후염을 번갈아 가며 걸리기 쉽습니다. 늘 입 안이 말라 물을 마시지만 수돗물에는 염소가 들어 있으므로 악순환이 생깁니다. 소금을 좋아하고 고기는 싫어합니다.

[악화] 밤중부터 오전 7시, 옆으로 눕는다(코가 막힘), 언덕길, 수영장, 생리 전, 습기(목이 마르다)

[호전] 바깥공기(기침이나 기관지 문제, 하지만 눈물이 나온다)

[케이스]

7세, 여자

내원 이유 : 편도선의 부기와 미열

목이 늘 쉬고 아이치고는 목소리가 낮다. 어릴 때 울게 내버려둬서 그렇다고 어머니는 말한다. 편도선은 늘 부어있다. 수영장에 다녀오면 감기나 중이염에 걸리거나 피부가 건조해지고 가렵다. 회사에 데려갈 수밖에 없던 때가 있었는데, 아이가 다른 사원들로부터 관심을 끌려 하고 "귀엽구나.", "착한 아이구나." 같은 말을 들으면 기뻐한다. 어머니가 화를 내면 토라져서 운다. 천식 기미가 조금 있다.

어머니: 그런데 정수기에서 염소를 거를 수 있나요?

유이: 전부 걸러지지는 않을 겁니다. 이걸 먹여 보세요.

Chlorum-aqua 6C × 2주간

Cupr. (큐프럼)

Cuprum : 구리(동)

[정신]

법과 규칙을 따르고 싶다. 아주 진지하고 견실하다.

평계가 먹히지 않는다. 자신을 확실히 조절한다.

필요 이상으로 일한다. 깜짝 놀라면 손발이 자동으로 움직인다.

남의 의견을 듣기가 너무 싫어 그런 일이 없도록 자신을 지킨다.

남이 규칙을 지키지 않으면 초조해한다.

감기로 쉬어야 할 때도 규칙에 맞추려 애쓴다.

[신체]

근육 경련. 기관지 경련. 다리와 손가락에 쥐가 날 때.

간질. 고열에 의한 경련. 무도병. 뇌염.

백일해. 기침이 멈추지 않을 때.

입안에 금속 맛이 느껴질 때.

빈혈.

수분을 섭취하면 콸콸 소리 내면서 위로 내려간다.

멘케스 증후군[1] (구리가 장 흡수를 막기 때문. 수은으로 생기는 경우도 있다).

---

1 구리의 대사 과정 장애로 구리 결핍 및 구리 의존 효소의 기능 저하로 생기는 유전 질환. 이 질환은 1962년 멘케스와 그의 동료들이 발견했습니다. 이 질환의 증상은 머리카락이 잘 꼬이거나 부서지고 윤기가 없으며 색소도 부족합니다. 얼굴 모양이 특이하고 퇴행성 신경 장애가 나타납니다.

뼈 형성 부전.

색소 결핍(털, 머리카락, 피부).

[악화] 공포나 놀라움, 불면, 뇌나 복부의 경련성 통증, 몸을 지나치게 움

직여서 면역력이 떨어질 때

[호전] 차가운 음료

[케이스]

50세, 남성

내원 이유 : 왼쪽의 두통. 손발의 근육 경련. 류머티즘

어느 날 입술을 깨물고 얼굴이 창백해져서는 화를 내더니 쓰러져버렸다.

그 뒤 화를 내거나 감정이 격해지면 심장이 경련하는 것 같은 아픔이 있다.

유이: 왜 쓰러질 정도로 화가 났었나요?

남성: 상사와 싸웠습니다. 저희는 1970년대 고도 성장기 때 입사해 소처

럼 일했습니다. 그런데 이제 와서 조기 퇴직 권고를 받고 창가족으로 밀리

질 않나, 너무 허접 대우를 받는다, 젊은이들보다 우리가 낫다며 상사한테

소리치고 말았습니다. 요즘 젊은이들은 지각이나 조퇴를 해서 회사 분위

기를 어지럽혀요. 이런 젊은이들이 컴퓨터를 한다는 것만으로 우리들을 바

보 취급하는 건 못 참겠습니다.

유이: 그런 말을 하고 싸웠군요.

남성: 저는 평소에는 얌전합니다. 하지만요, 다들 노력할 때 봉급을 잔뜩

받으며 쉬려는 인간은 회사에 필요 없다고 부하에게 말했더니, 제 상사가 저보고 "착실하게 일하라고 할 필요 없어, 시대는 변했으니까."라고 해서 화가 났던 겁니다. 저희가 유급 휴가를 받으려고 했다면 바로 잘렸을 테니까요.

유이: 규칙이나 규율을 지키고 싶은 거군요.

남성: 전쟁 뒤에는 그렇게 교육을 받았으니까요……. 요즘 젊은이들은 모를 테지만 우리 50대가 죽을힘을 다해 경제를 일으킨 겁니다. 확실히 시대는 변했을지 모르지만 지금 시대가 있는 것은 젊은이들이 시대에 뒤쳐졌다며 바보 취급하는 우리들 덕분 아닙니까?

유이: 정말 말씀대로에요. 자신의 즐거움만 추구하려는 젊은이들이 자기희생을 하며 열심히 일한 사람과 같은 대우를 받는군요. 그런데 당신은 어릴 때 열이 자주 났었나요?

남성: 예, 열로 경련을 일으켜 입원했다고 합니다.

아침 Cuprum (서포트) 12X × 2주간

밤 ① Staph (분노를 품고 있다, 굴욕) 200C × 2일간

Staphysagria 안에도 구리가 많이 들어있습니다.

2주간 쉬고

밤 ② Cuprum (근본 치료) 1M × 2일간

Fl-ac. (플루아크)
Fluor-ac : 불산

[정신]

물질주의를 지향하며 늘 자유롭게 있고 싶다. 연인을 많이 만들고 싶다 (죄책감은 별로 없다). 물욕이 강하고 원하는 것을 손에 넣기 위해 수단과 방법을 가리지 않는다. 남의 물건을 훔치고 싶다. 부도덕하다. 돈이나 화려한 생활을 얻기 위해 일확천금을 노리고 스타나 모델이 되려고 한다. 이상하리만치 밝고 뭐든 겁내지 않으며 자신에게 만족한다. 책임을 피한다. 결혼 사기를 친다. 표면적인 접촉만 하고 싶다. 깊고 귀찮은 이야기는 하기 싫다. 생각이 쉽게 바뀐다. 좋아하던 사람을 갑자기 싫어하게 된다. 남에 대한 동정이나 이해심이 없다. 노동을 싫어한다.

[신체]

불소가 몸에 들어오면 처음에는 넘칠 것 같은 활력과 민첩성으로 놀라지만, 결국 에너지가 바닥나 아이인데도 만성 피로가 됩니다. 아이인데 좀처럼 잠을 자지 않고 자더라도 시간이 짧습니다. 자극적인 음식을 좋아합니다. 몸이 늘 따뜻하고 땀을 많이 흘리며 냉수욕으로 호전됩니다. ADHD, 학습 능력 부족 등의 특징이 있습니다. 이 아이들은 더운 여름과 추운 겨울 둘 다 못 참습니다. 손톱이 변형되고 원형 탈모증이 생깁니다. 따뜻한 음식을 먹으면 설사를 합니다. 늘 배가 고프고 게걸스럽게 먹습니다. 배가 불러도 계속 먹어댑니다. 혀가 빨개지거나 아픈 혀가 짝짝 갈라집니다. 손바닥과 발바닥은 타는 듯 뜨겁고 카리에스[1], 뼈의 문제, 종양이 잘 생깁니다. 잇몸이 붓고, 치아가 무르고 분필처럼 퍼석거리며 줄무늬가 있습니다. Flour-ac는 불소(불화나트륨)의 피해로 생기는 골암, 골육종, 갑상선 장애, 뼈의 법랑질이 사라져 물러질 때, 얼룩진 치아(반상치), 치은염, 신장 기능 장애, 알레르기, 뼈의 기형, 뼈의 미발달 등의 문제에 적합한 레메디입니다.

[장소] 섬유 조직(정맥, 피부), 뼈, 결합 조직, 오른쪽 유상돌기[2]

[악화] 열(따뜻한 방, 공기, 옷, 음식, 음료), 밤, 주류, 신 음식, 공복

[호전] 차가운 물로 씻는다, 바깥공기, 시원한 곳, 민첩하게 움직인다,
　　　　 잠깐의 수면, 먹는다

[케이스]

12세, 남자아이

내원 이유 : 만성 피로 증후군

만성 피로 때문에 학교에 가지 않는다. 학교에 가도 집중력이 없어서 공부할 수 없다. 사람이 많은 곳에 있으면 지쳐버린다. 11살 때까지만 해도 마을에서 유명한 야구 소년이었는데, 갑자기 배가 아프더니 집중력이 없어지고 늘 피곤해졌다. 피곤한데도 잠이 오지 않는다. 얕은 잠을 자며 이불 속에서 10시간이나 꼼지락거린다.

1　만성 골염으로 뼈가 썩어서 파괴되는 질환.

2　귓바퀴 뒤편 아래쪽으로 뻗은 엄지손가락 윗마디 크기의 뼈.

어머니: 이런 아이가 아니었는데……. 요 1년 동안 학교에 간 날이 한 달도 안 돼요. 충치는 없습니다. 불소도 바르지 않았는데요…….

아이가 이상할 정도로 활발하고 땀이 많이 나며 잠자는 시간이 짧은 것은 불소나 부신피질 호르몬이 들어간 지 얼마 되지 않았을 때부터입니다. 몇 년 지나면 에너지가 바닥나 만성 피로가 됩니다.

① Flour-ac (서포트) 12X × 2주간
② Thuja (약해) 200C × 2일간

부모에게 반항적이 되었다. 전보다는 학교에 가는 날이 많아졌지만 우물쭈물하는 일이 많다. 레메디를 먹는 동안 미열이 났다.

아침 Selenium (서포트) 12X × 1병
밤 ① Flour-acid (근본 치료) 200C × 2일간
그 후 2주 간격을 두고
밤 ② Carcinosin (마이아즘 치료) 1M × 2일간

Iod. (아이오덤)

Iodium : 요오드

[정신]

침착하지 못하다. 조용히 있으면 불안하다. 움직이고 싶은 충동에 빠지지만 너무 움직여 나중에 피곤해진다. 현재에 불안을 느끼는데 바쁘게 움직여 현재를 보지 않으려 한다. 집중력이 없다. 늘 갈등이 있다. 화를 잘 낸다. 폭력적이다. 건망증이 심하다. 과식을 잘 한다. 이상한 농담을 자주한다. 자신은 괜찮다고 생각한다. 과거에 모국에서 추방당했거나 종교적 이유로 박해를 받았던 사람들은 Iodium이 되기 쉽다.

[신체]

갑상선 장애

과식하지만 몸은 마른다

땀이 많다, 조금만 움직여도 땀이 흘러내린다

과호흡, 체력을 너무 많이 쓴다

목이 따끔거린다, 후두염, 말을 더듬거나 목소리가 갈라진다,

크루프성 기침

코감기, 비염, 귀가 막혀서 들리지 않는다

유두가 쪼그라든다

난소 낭종

[악화] 따뜻한 공기, 히터 바람, 단식, 조용히 있을 때, 오른쪽

[호전] 차가운 공기, 먹을 때

[케이스]

25세, 남성(파키스탄 사람)

일본인과의 관계가 어렵다. 자신이 부정당하는 것처럼 느낀다. 문화나 종교가 달라서 일본에서는 자기 자신이 없는 것처럼 느껴진다. 다들 자신의 적처럼 느낀다. 인정받기 위해 남들보다 배 이상 일한다. 월급의 60%를 고국의 가족들에게 보내고 있다. 갑자기 확 치밀어서 싸울 때도 있지만 동료들은 이 사람이 재미있는 사람이라고 생각한다. 땀이 나면 멋지를 않는다. 남이 자신을 보거나 남 앞에 서있으면 땀이 난다. 체온 조절이 잘 되지 않는다. 이슬람교는 소변을 앉아서 보기 때문에 화장실 대변기 쪽으로 가면 동료가 "늘 똥만 싸네." 라고 빈정거려서 싫다. 일본인이 지그시 바라보는 것도 싫다. 친구가 한 명도 없다. 과식할 때가 많으며 오래 씹지 않고 삼킨다. 몸이 뜨겁다.

유이: 일본에는 왜 왔어요?

남성: 저는 6남매의 장남이에요. 아버지는 일이 없어서 제가 아버지 대신 일해요. 아는 사람을 통해 일본에 와서 용접 일을 하고 있어요.

유이: 일은 재밌나요?

남성: 재미있다, 재미없다 그런 생각하고 일한 적 없어요. 일을 안 하면 가족이 굶어 죽으니까요.

유이: 힘들겠군요.

남성: 계속 이래왔으니 힘들다 생각한 적 없어요.

유이: 일본은 좋아해요?

남성: 한 번도 여행 가본 적 없어요. 공장하고 아파트만 왔다갔다하죠. 하루에 12시간 일해요.

유이: 자신의 감정에 좀 더 솔직해져야 해요. 때로는 쉬세요.

남성: 쉬면 병에 걸리고 과거의 싫었던 일이 생각나니까 안 쉬어요. 꿈에서 여행가고 바다 꿈을 꾸니까 됐어요.

유이: 파키스탄은 인도와 종교 문제로 분쟁이 있고, 홍수나 태풍 등 자연재해도 많으니 자신의 마음과 마주할 시간이 없죠. 살아가는 것만으로도 바쁘니까요. 그러니까 먹는 것에 집착하는 거예요. Iodum이 좋아요. Iodum은 이민자나 난민에게 좋은 레메디이기도 합니다.

아침 Nat-mur (서포트) 12X × 1병

갑상선과 감정의 마비, 가족을 부양하는 경우

밤 ① Iodium (서포트) 12X × 2주간

밤 ② Iodium (근본 치료) 200C × 2일간

Mang. (망가넘)
Manganum : 망간

[정신]

불안과 공포심이 강하다.

울다가 웃는다.

자꾸 옆으로 눕고 싶어 한다.

싫거나 괴로운 일이 있으면 자버린다거나 마무리해야 할 일을 미루고 자려고 한다.

나쁜 일이 일어나면 어떻게 하나 늘 생각한다.

슬픈 음악을 들으면 호전된다. 즐거운 음악이 싫다.

남을 돕고 싶다. 남을 도우면 칭찬이나 상을 받을 수 있으니까.

[신체]

산소 결핍이 되기 쉽다

신경 장애를 일으키기 쉽다

파킨슨병

몸 어디든 남이 만지면 아프다

앞으로 잘 굴러 넘어진다

무릎 관절 통증

귀의 염증, 이명, 난청

목이 마르다

감기에 걸리면 반드시 폐렴이 된다

빈혈

월경전증후군(PMS)

갱년기

골염(뼈를 만드는 데 필요한 원소)

[악화] 차갑고 습한 기후, 토마토, 새털이불, 앞으로 상반신을 구부렸을 때

[호전] 옆으로 눕는다, 슬픈 음악

[케이스]

12세, 여자아이

의욕이 없다. 관절이 아프다. 살짝 부딪쳐도 금세 푸르게 멍이 든다. 하품만 하고 멍하니 있다. 부모나 선생에게 주의를 받으면 불쾌해하고 기력이 없어지며 학교에 가기 싫어한다. 차가운 음식을 먹으면 속이 나빠진다. 걸스카우트에 다니는데 그런 활동을 아주 좋아해 비가 와도 꼭 간다. 바하의 곡을 아주 좋아한다.

유이: 토마토를 좋아하나요?

어머니: 네. 겨울에도 토마토만 먹는데 생야채를 먹으면 바로 설사를 해요.

유이: 계란은요?

어머니: 계란은 별로 좋아하지 않아요.

유이: 고기를 잘 먹지 않더라도 성장기에는 이틀에 한 알 정도 달걀이 필요합니다. 호르몬제를 쓰지 않고 풀어서 키운 달걀이 좋겠죠. 달걀에는 이 아이에게 부족한 망간이 많이 들어있어요.

어머니: 달걀에는 콜레스테롤이 많고 고기나 유제품은 몸에 별로 좋지 않아서 안 먹여요. 단백질은 주로 생선으로 보충하는데요.

유이: 성장기에 필요한 영양소가 부족하면 튼튼한 뼈와 피, 근육을 만들 수 없어요. 그렇게 많은 양이 필요하지는 않지만 어느 정도 달걀과 고기도 필요합니다. 부모가 채식주의자라서 자기 아이에게도 채소만 먹이는 분들도 봤는데요, 별로 좋지 않아요. 사실 이 아이는 좀 더 자랄 거라 싶은데요. 이 아이, 정강이에 털이 나나요?

어머니: 네. 숱이 많아서 아이가 신경 쓰고 있어요. 그리고 털이 안쪽으로 말려 있어서 뽑기가 힘들어요.

유이: 그건 망간 부족 때문입니다.

아침 Calc-phos 12X × 1병 (**뼈의 성장, 관절염**)
밤 Manganum 12X × 2주간

Pall. (팔라듐)
Palladium : 팔라듐

[정신]

Palladium은 새치름하고 오만한 모습과 무르고 울면서 무너지기 쉬운 두 가지 모습을 동시에 지니고 있습니다. 늘 빛나고 싶다는 생각을 합니다. 파티에서 주목받는 것을 첫 번째 목적으로 여기고 칭찬받고 싶어 하는 증후군을 가진 사람입니다. Palladium의 사람을 무시하면 히스테리를 일으키고는 합니다. 젊었을 때에는 주목을 많이 받지만 나이를 점점 먹으면서 주름이 늘어갑니다. Palladium인 사람은 그것을 참지 못하고 미용 성형이나 심미적 목적으로 치과에 다닙니다. 성격적으로는 허영심이 많고 나르시스트인 경향이 있습니다. 남과 같이 있으면 아주 밝게 행동하지만 그러고 나면 지쳐버려 집에서 울기도 합니다. 자기보다 빼어난 사람은 없을 거라고 생각하기 때문에 남들이 떠나면 고독해지기 쉽습니다.

[신체]

귀에서 머리를 통해 다른 쪽 귀로 이동하는 두통

오른쪽 난소 통증, 난소낭종

오른쪽 질환(관자놀이, 얼굴, 눈, 복부, 난소, 둔부)

피부 가려움증, 긁으면 긁은 자리가 변화한다

[장소] 자궁, 오른쪽 난소, 정신, 오른쪽

[악화] 무시 받는다, 분하다, 굴욕감, 서있다, 활동

[호전] 접촉, 압박, 오락, 비빈다, 수면 후, 배변 후

[케이스]

32세, 여성(가수)

내원 이유 : 난소낭종과 빈뇨

소변 누러 가고 싶다고 생각할 때 바로 가지 않으면 새서 팬티를 적실 때가 있다. 예전에 미국 유학 중 어떤 사람과 성관계를 한 뒤 임질에 걸린 적이 있다. 설사를 하는데 아프지는 않다. 공황 장애가 있어서 밤에 혼자 있기가 두렵다. 다른 사람이 점점 유명해지면 "내가 노래도 잘하고 얼굴도 예쁜데 왜 내 가치를 몰라주지?" 하고 생각한다. 일이 들어와서 노래를 부르고 박수 소리를 듣는 게 제일 좋다. 하지만 요전 무대에서는 배가 아파 몸을 꺾으며 쓰러졌다. 검사 결과, 커다란 난소낭종이 오른쪽에 있었다. 또 쓰러지지는 않을까 걱정 되서 견딜 수 없다. 요즘 손가락에 커다란 사마귀가 생겼다.

Palladium 12X × 2주간

Arg-nit 30C × 1병 (공황 장애를 일으킬 때, 수시로)

Plat. (플래타이나)
Platina : 플래티나

[정신]

Platina는 기대가 어긋나거나 추구하는 것을 이루지 못하면 타인을 경멸합니다. 가족도 경멸하는데, 자신은 그 가족의 일원이 아니라며 일찍이 집을 나갑니다. 자존심이 높고 남을 바보 취급하기 때문에 남이나 물건이 자기보다 크더라도 아주 작다고 느낍니다. 아이나 남편 등 사랑하는 사람에게조차 미움을 느끼고 죽이고 싶다는 충동에 휘둘립니다. "난 평범한 주부이지만 사실은 하느님이 지상에 나타난 전지전능의 대표자야." 라고 생각하며 아주 거만하고 남이 자기보다 열등하다고 생각합니다. 확실히 Platina의 사람은 어느 샌가 지도자가 된 사람으로, 성공을 손에 넣습니다. 하지만 부하나 가족을 우습게 보고 거칠게 다룹니다. 나르시스트로 자신을 가장 좋아해 거울을 넋을 잃고 봅니다. 늘 빛나고 싶은 독재자 같습니다. 그래서 Platina의 사장은 빛나지 않고 존경을 못 받으면 화가 나서 사원을 냉담하게 해고하기도 합니다. 회사에 변화나 개혁이 필요할 때도 Platina의 완고함과 자신이 대단하다고 생각하는 사고방식 때문에 언젠가 회사는 문을 닫게 됩니다.

〔신체〕

Platina는 질염을 일으켜서 생리대나 탐폰을 쓸 수 없게 됩니다(동종요법에서는 탐폰을 권하지 않습니다). 질 경련 때문에 성교통이 지독하고 그 때문에 부부 관계도 나빠질 정도입니다. 난소낭종이 잘 생기고 생리 때는 콜타르 같은 검은 피가 많이 나옵니다. 그리고 월경전증후군(PMS)이 있습니다. 초조해하거나 침울해지고 남을 깔봅니다. 이렇게 난소나 자궁에 문제가 있는데 성관계를 좋아해 상대를 자주 바꿉니다. 성적으로 만족하지 못하기 때문입니다. 여자의 성기 이외에 신체적으로는 두피, 얼굴, 꽁무늬뼈, 종아리에 마비와 통증이 있고 아픔은 서서히 나타났다 서서히 사라집니다. 눈물, 변, 생리혈 등의 분비물에 점착성이 있습니다. 쉬고 있으면 손발이 약해지고 묵직해지며, 자위 행위를 자주 합니다. 자다가 발기합니다. 동성애에 빠질 수 있습니다. 오른쪽의 질환.

[악화] 깊은 슬픔, 분노, 굴욕, 성적 흥분 등의 강한 감정, 접촉, 신경쇠약
[호전] 밖, 햇빛, 동작, 몸, 손발을 죽 뻗는다

[케이스]
12세, 여자아이
내원 이유 : 간질. 여동생을 때린다.
아이는 말을 전혀 듣지 않아 어머니가 제어를 못한다. 냉담하고 거드름을 부린다. 몸을 비비 꼬며 싱글싱글 웃는다. 늘 다리를 꼬고 있다. 가랑이 사이를 만진다. 성적으로 눈 뜨는 것이 빠르다. 질염이 잘 생긴다. 냉이 많다. 부모가 화를 내도 받아치거나 같이 때린다. 여동생이 소중히 여기는 물건을 전부 빼앗아 자기 걸로 하고 싶다. "이런 가난한 집은 싫어. 난 여사장이 되어서 부자가 될 거야. 빨리 집을 나가고 싶어. 빨리 어른이 되고 싶어."

눈에 젤을 바르거나 입술에 글로스를 바르고 거울 속의 자신을 뚫어지게 본다. 이 아이가 4살 때 여동생이 태어나서 예의범절을 가르치느라 꽤 심하게 꾸짖었다. 어머니는 금테 안경을 쓰고 광택 나는 하얀 정장을 입은 단정한 모습이다. 어머니 이는 충전재로 봉한 이가 많다. 자궁이 약하냐고 물어보니 근종과 난소난종이 있어서 수술로 떼어냈다고 한다. 남편은 손목 시계공장 소장이다. 이 아이에게는 충치가 없다.

어머니와 아이 둘 다
Platina 12X × 1주간 (아침 · 저녁)

유이: 어머님, 이 아이는 빨리 집을 나가려고 하는군요. 자기보다 뛰어난 사람이 없다고 생각하니까요. 부모님의 제지를 참을 수 없게 됩니다. 게다가 성적 긴장감을 빨리 갖게 되기 쉬워요. 그러면 공부 습관이 몸에 배기 힘들겠죠. 이런 문제들에 맞는 레메디가 Platina입니다. 이 아이에게는 충치가 생겨도 치아에 플래티나나 팔라듐을 넣지 않도록 해주세요. 가격이 비싸도 세라믹이나 금으로 하는 게 좋습니다.

Plb. (플럼범)
Plumbum : 납

Plumbum 12X는 영양 흡수 기능보다 납 중독이 된 몸으로부터 납을 내보내는 기능이 압도적으로 많습니다.

[정신]
신경 과민, 정서 불안정, 침울하다, 혼자 있기를 좋아한다

남을 미워한다, 남을 죽이고 싶다, 칼로 찌르고 싶다, 독이 들어있을 거라 생각하는 무관심한 태도, 오만함, 완고함.

가면(내면의 자신을 끄집어내지 않는다). 집중력이 없고 기억력이 떨어진다.

[신체]
빈혈

근육이나 운동 신경이 마비되는 근육 경련과 쥐

파킨슨병

만성 노이로제

잇몸이 붓거나 잇몸에 푸른 테두리가 생겼을 때

만성 변비로 동글동글한 변, 항문 경련

녹내장

노화되고 주름 많은 잿빛 피부

나쁜 사람 같은 인상

손발이 차다. 오른발 엄지발가락의 통증. 근육 저림. 말랐다.

이명과 난청

티눈

외반모지

[악화] 오른쪽으로 누워 잔다, 안개 많은 날, 바깥공기, 습기 많은 날 침이 많이 나올 때

[호전] 뒤돌아본다, 앞으로 잘 구른다, 강하게 압박한다, 몸을 쭉 뻗어본다, 옆으로 눕는다

[케이스]

65세, 남성

내원 이유 : 기억 상실

뇌혈전 때문에 쓰러진 뒤로 최근 일을 죄다 잊어버렸다. 오른쪽 전체가 마비되었고 혀가 잘 움직이지 않는다. 화를 잘 낸다. 대학 학장까지 지냈고 사람에게 둘러싸여 있는 것을 좋아하는 사람이었는데 요 몇 년 사이에 갑자기 늙어 사람이 변한 것처럼 남을 만나지 않는다. 이렇게 되기 전부터 건망증이 심해 가족들이 힘들었다. 혈전으로 쓰러지기 전에도 좌골 신경통으로 거의 못 걸었는데 지금은 더 못 걷는다.

머리카락이 푸석푸석하고 손발톱이 갈라졌다. 얼굴이 납빛이고 주름은 깊다. 멍하고 지각이 둔해진 느낌.

Plumbum 12X × 1주간 (아침 · 저녁)

Calc-fluor 12X + Silicea 12X (낮)

Zinc. (징컴)
Zincum : 아연

[정신]

머릿속이 안개가 낀 것 같고 사고가 느리다. 기억을 잘 못한다. 뇌와 신경 발달 부족. 같은 행동을 반복한다. 울고 나면 잔다. 화를 잘 낸다. 자신이 비참하다고 생각한다. 죄를 지었다고 생각한다.

[신체]

등의 통증

뼈의 통증

요통

후두부의 통증

목 통증

두통은 와인을 먹으면 더 악화된다. 창백한 얼굴. 동맥류.

다리를 종종거리며 움직이고 침착하지 못하다. 다리가 무겁다.

피부 가려움증, 특히 하반신에 벌레가 기어 다니는 느낌.

유주신[1]. 소인증, 성장 장애, 성선 발달 지체.

손발이나 눈, 입 주변의 짓무름(장성지단피부염[2])

---

1 신장은 호흡과 함께 2~5cm 위아래로 이동하는데, 그 이동 범위를 넘어선 경우를 말합니다.

2 5~6세 유아에게 생기는 유전성 피부질환으로 손발가락에 작은 수포나 농포를 동반한 홍반을 만들고 결국 손톱 변형이나 손톱주위에 염증을 일으키기도 합니다.

시각, 미각, 후각 장애 → 식욕 부진. 맛이나 냄새를 모르겠다.

스트레스는 몸속의 아연을 쓰게 만들어 알츠하이머가 되기 쉽다.

[장소] 전립선, 망막, 맥락막[3], 정액, 당뇨, 근육, 뼈

[악화] 레드와인, 피로(정신과 육체 혹사), 식사 후, 단 음식, 오후 5~7시,
　　　소리, 접촉, 발진을 억압, 분비물을 억압

[호전] 분비물이 나온다(생리, 설사, 땀 등), 먹는다, 마구 긁어댈 때,
　　　움직인다

[케이스]

12세, 남자아이

끈기가 없다. 공부에 집중을 못한다. 중학교 시험을 앞두고 공부를 좀 많
이 했는지도 모르겠다. 더 이상 머리에 들어가지 않는다며 운다. 머리 위쪽
에 피가 돌지 않고 목이 늘 뻣뻣하고 뜨겁다. 눈도 나빠지고 있다.

어머니: 어떻게든 중학교 시험에 합격해야 하는데 이대로라면 쳐지고 말
아요.

유이: 이 아이가 걸린 병은요?

어머니: 고열이 자주 났었어요. 9살 때 뇌염에 걸린 적이 있습니다.

유이: 그때 어땠죠?

3　안구벽의 중간층을 형성하는 막으로서 혈관과 멜라닌 세포가 많이 분포하며, 외부에서 들
어온 빛이 분산되지 않도록 막는 역할을 합니다.

어머니: 눈이 잘 안 보이고 이를 갈거나 머리를 데굴데굴 움직였는데 항생제로 멈추게 했어요.

유이: 습진도 났었나요?

어머니: 예. 무릎에 있어요. 가려워서 연고를 바르고 있는데요.

유이: 연고는 그만 바르는 게 좋겠어요. Tu(Thuja)크림이 좋겠군요. 이게 자연스럽습니다. 그런데 어머니, 아이가 중학교에 합격하는 게 목적이라고 했는데 합격하면 좀 편안하게 해주실 건가요?

어머니: 물론입니다. 지금이 중요한 시기니까요.

유이: 예, 알겠습니다. 시험에 대한 소심함, 끈기 없음, 머리가 잘 돌아가지 않는 데 맞는 Zincum 한 병을 드릴게요. 앞으로 두 달 동안 이걸로 버텨봅시다. Zincum은 반복해서 기억해야 하는 사람에게 가장 잘 맞는 레메디입니다. 뇌 때문에 혼합 레메디도 처방할게요. 끝까지 끈기 있게 못하는 부분은 티슈솔트인 Ferr-phos가 맞습니다. 또 Ferr-phos는 혈액 보조제로, 혈액이 깨끗하지 않을 때 잘 맞습니다. 혈액이 깨끗해지면 머리도 맑아집니다.

어머니: 공부를 잘하게 하는 요령이 있을까요?

유이: 방을 환기시킬 것. 피곤하면 쉬고 잘 것. 밤에 일찍 자고 아침 일찍 일어날 것. 그래서 아침에 공부하는 편이 나아요. 늦잠 자면 제정신이 아니게 되니까요. 또 패스트푸드를 먹지 않을 것. 마실 것은 보리차나 물이어야 해요. 헌데 어머니, 일찍부터 공부만 시키면 자라서 성격이 형성될 때 이상해지는 일도 많아서(우울증이나 무감증) 밖에서 노는 것도 필요합니다. 여담인데요, 우리 아이는 낫토를 열심히 먹었을 때 성적이 좋았어요. 끈기가

생긴다[4]고 할까요. 낫토를 먹지 않는 여동생은 성적이 중간보다 아래였어요. 그런데 Zincum을 먹이고서는 성적이 많이 올라 기뻤죠. 차분해져서 책상 앞에 오랫동안 있게 됐답니다.

---

4 콩을 삶아 볏짚 더미에 싸서 하루 정도 발효시키는데, 이 때 볏짚 속에 있는 고초균이 콩에 옮겨가면서 끈기(점액)가 생깁니다. 이것이 낫토. 큰 아이가 끈기 있는 낫토를 먹고 끈기가 생겼다고 유이 선생은 말하고 있습니다.

한국의 사례

티슈솔트가 보여 준
또 하나의 기적

권국주 (경기 용인)

제가 동종요법을 알고 사용한 지 이제 1년이 조금 넘었습니다. 키즈 수업 때 미네랄 티슈솔트에 대한 설명을 들었지만, 막상 저의 머릿속에는 티슈솔트가 도대체 어떤 작용을 하는지 감이 잡히질 않았습니다.

그러던 중 제게 느닷없이 오한과 허리 통증이 생겼습니다. 그렇지만 아이들의 병치레로 저의 통증은 방치하고 있었죠. 아이들이 차례로 폐렴에 걸리면서 제 몸을 돌볼 여력이 전혀 없었습니다. 그러면서 허리 통증은 점점 심해지고 어느 순간 원인을 알 수 없는 기침이 시작되었습니다. 그리고 3주가 지난 어느 날, 오한과 허리 통증은 점점 악화되어 도저히 잠을 이루지 못할 정도가 되었고, 기침할 때마다 소변이 찔끔찔끔 새는 지경에 이르렀습니다.

도저히 참을 수 없어 밤 11시에 일어나 레메디를 챙겨 먹었습니다. 오한과 허리 통증에 Rhus-t. 30C……. 기침에 Caust. 200C…….

그리고 불현듯 머릿속에 떠오른 레메디가 Kali-c. 12X였습니다. 사실 Kali-c. 12X는 바이탈 엘레멘트 키트에 없는 레메디입니다. 이 책에 등장

하지 않는, 즉 바이탈 엘레멘트 키트 36종에 포함되지 않은 레메디 중에도 티슈솔트의 포텐시(6X, 9X, 12X)로 쓰면 아주 좋은 광물 레메디들이 있는데 그 중 하나가 Kali-c.입니다. 요통이나 좌골신경통에 잘 맞는 레메디이며, 새벽 3~4시에 악화되는 천식에 좋고, 호흡기 질환에 잘 걸리는 체질을 개선시켜 줄 수 있는 레메디이기도 합니다.

제가 이 레메디를 갖게 된 것은 덤벙대는 성격 때문이었습니다. 아이가 고열이 날 때 쓰면 좋다는 Kali-p. 12X를 주문한다는 것을 실수로 Kali-c. 12X를 주문한 것이었어요. 그런데 Kali-c.는 요통과 기침 둘 다에 좋은 레메디였기 때문에 제 몸 상태와 너무나도 잘 들어맞았습니다.

그래서 이 세 가지 레메디를 물에 넣고 녹기를 기다리는데, '아, 이거 왠지 느낌이 좋다.'라는 생각이 들었습니다. 다 녹은 걸 확인하고 진탕해서 한 모금 마셨는데…….

정말 기적과도 같은 일이 일어났습니다. 누워서 잠을 이룰 수 없을 정도로 아팠던 허리가 갑자기 시원해지면서 통증이 말끔히 사라졌습니다. 쉴 새 없이 하던 기침도, 기침할 때마다 찔끔찔끔 나오던 소변도, 이불을 뒤집어 쓰고 있어도 몸이 덜덜 떨릴 정도였던 오한도……. 모든 증상이 진탕한 물 한 모금으로 말끔히 사라졌습니다.

'어라? 이게 대체 뭐지?'

이제껏 동종요법을 1년 넘게 써왔지만, 이렇게 물 한 모금으로 모든 증상이 완벽하게 사라지면서 정상의 몸으로 회복된 일은 처음이었습니다. 아마 1초도 걸리지 않았던 것 같아요. 진탕한 물이 입에 들어가는 순간 제 몸은 정상으로 회복되었습니다.

만약 Kali-c. 12X를 사용하지 않고 Rhus-t. 30C와 Caust. 200C만을 사용했다면 이렇게 빠르게 회복되었을까요? 며칠을 질질 끌면서 조금씩 완화되었겠지만 이런 기적은 맛보지 못했겠지요.

이처럼 티슈솔트를 사용하는 것과 사용하지 않는 것은 하늘과 땅 차이입니다. 그 뒤로 저는 티슈솔트를 너무 사랑하게 되었습니다. 증상을 보면서 메인 레메디를 생각하고 이것을 보완하면서 시너지를 낼 수 있는 티슈솔트가 뭐가 있을까? 늘 생각하게 되었지요.

티슈솔트는 동종요법의 꽃입니다. 동종요법을 하면서 적절한 티슈솔트를 사용한다면 우리 삶에서 이러한 기적 같은 일을 경험하게 될 것입니다.

내게 행복을 주는
생명조직염

김양호 (경기 양평)

동종요법에서 티슈솔트 활용은 가히 필수적이고, 활용하면 활용할수록 매력적이라고 생각합니다. 물론 단일 레메디만으로도 충분할 경우를 제외하고 말이지요.

다음의 두 가지 티슈솔트는 제게 행복을 주는 많은 레메디들 중 함께 공유하고 싶은 내용을 정리해 본 것입니다.

Calc-f.(Calcarea fluorica 불화칼슘)

저는 평소 혈액 순환이 잘 안 되는 편이라 조금이라도 운동을 게을리 하면 다리가 묵직해지고 기분도 처지는 타입이었습니다. 또한 피부 조직도 얇고 약한 편이라 실핏줄이 잘 드러나는 편이죠. 몇 년 전 개복 수술을 하고 나서부터는 림프선이 손상되어서 그런지 다리 쪽 정맥이 더 도드라지고 조금만 한자세로 앉아 있어도 종아리가 묵직해집니다. 또한 뜨거운 햇볕 아래 있으면 혈관이 늘어나서 더 심해지기도 합니다.

Calc-f.의 키워드는 탄력과 유연성입니다. 혈관을 감싸고 있는 조직에 탄력이 떨어지면 아무래도 정맥류가 심해질 수 있겠다 싶어서 Arnica와 Cal-carea fluorica를 꾸준히 복용했습니다.

두 달쯤 지나니 오금 쪽과 허벅지 바깥쪽 부분의 도드라진 정맥이 확연히 들어간 게 보이더군요. 운전을 오래하면 여지없이 나타나는 종아리 붓기와 묵직함도 눈에 띄게 줄었습니다.

게다가 개복 수술 후 수술 흉터 부분 피부 조직이 아래쪽으로 처져 울퉁불퉁했는데 탄력이 생겨 매끈해졌습니다. 물론 저는 평소에 아쉬탕가 요가를 열심히 합니다.

Calc-f.는 위를 감싸고 있는 근조직에 탄력이 떨어져 생기는 위하수에도 효과가 좋습니다. 처져 있는 위 근막 조직의 탄력을 향상시켜 소화를 촉진해 줍니다. 입에서는 맛있지만 먹고 나면 위가 무거운 느낌이 있다면 추천할만한 티슈솔트라고 생각합니다.

한 가지 더, 평소보다 강도 높은 운동을 했을 때 일시적으로 오는 손목이나 무릎 통증에도 효과가 있습니다. Rhus-t.와 병행하면 효과 만점입니다.

이 두 레메디는 기조가 비슷하다는 공통점이 있는데, 바로 최초의 동작으로는 악화되지만 연속적인 동작으로는 호전되는 특징입니다.

일반 동식물 레메디와 비슷한 증상, 비슷한 기조의 티슈솔트를 같이 쓰면 시너지가 나는 것 같습니다.

Nat-p.(Natrum phosphoricum 인산나트륨)

다음으로 소개할 티슈솔트는 제가 남편을 통해 효과를 실감한 Nat-p.입니다.

Nat-p.의 키워드는 산과 알칼리의 균형입니다. 대부분의 샐러리맨들이 그렇듯이 제 남편도 운동 부족, 내장 지방, 피로 누적, 만성 두통 등 알만한 현대인의 증상은 다 가지고 있는 캐릭터입니다. 더구나 바깥에서 스트레스나 상처를 받아도 집에서는 잘 표현하지 않는 편이죠.

회사에서 하는 종합검진에서 LDL(Low Desity Lipoprotein) 수치가 164로 나왔더군요(정상 0~130). 평소 배만 나온 마른 비만이었는데 그게 대부분 내장 지방이었던 것입니다.

운동을 시작하라고 간신히 설득시켜 수영을 시작했고, 간과 신장 보호제 그리고 Nat-p. 12X와 Cholesterol 6C를 복용했습니다.

배가 들어가기 시작하면서 우선은 피곤함이 사라져 본인 스스로 삶의 질이 높아진 것 같다고 표현하더군요. 그 뒤로는 라면과 국수 등 밀가루 음식도 덜 먹기 시작했고요.

평소 남편은 산성 체질이어서 피부에 두드러기도 잘 나고 벌레도 잘 물리는 타입이었습니다. Nat-p.를 복용하면서 그런 증상들이 완화되는 경험을 했습니다.

운동 효과로 체중이 줄고 무릎 통증도 덤으로 사라졌습니다. Nat-p.는 산성화된 혈액 때문에 생기는 류머티즘이나 통풍에도 좋습니다.

6개월 후에 받은 검진에서 LDL 수치는 120으로 정상이 되었습니다.

지금도 저는 티슈솔트 하나를 입에 넣었습니다. 앞으로도 이러한 행복을 꾸준히 누려 볼 생각이고, 원소 레메디들에 대해 더 많은 탐험을 하고 싶은 바람입니다.

증상을 바라보는 조급한 마음에
여유를 주는 레메디

김은하 (전남 광주)

저는 여섯 살과 여덟 살 두 딸을 키우는 엄마입니다. 주변 사람들과 함께 동종요법을 공부하고 생활에서 실천하고 있습니다. 공부할수록 동종요법을 알게 되어 참 감사하다는 생각을 합니다.

다른 많은 분들처럼 저도 아이들을 위해 동종요법을 공부하고 쓰기 시작했습니다. 저의 둘째 아이는 면역력이 너무 약해서 한 달에 3주는 감기를 달고 있는 상태였습니다. 태어나서 한 달째 되는 날 중이염 판정을 받았고, 그 뒤로 감기만 오면 단짝친구처럼 중이염이 따라왔습니다. 돌 전에 세 차례나 입원을 했고, 입원하면 일주일 동안 있으면서 병원 약을 무지하게 썼습니다. 둘째 아이가 세 살 무렵에 동종요법 공부를 시작했으니, 그때까지 먹은 약이 어마어마했을 것입니다.

동종요법을 알게 된 후로 병원 약을 쓰지 않았고, 기본 키트의 레메디들과 주로 사용하는 레메디들의 200C로 아이의 증상을 해결해왔습니다.

큰 아이는 레메디를 쓰면 효과를 무척 빨리 보았는데, 둘째 아이는 레메디를 써도 2주는 지나야 감기가 낫고 일주일쯤 지나면 다시 감기가 오는 상황이 반복되었습니다. 감기가 와도 코감기 외에는 특별한 증상이 없고 감기가 낫는 것도 말끔히 나았다는 느낌보다 질질 끌다가 2주쯤 되는 어느 날 즈음 사라지는데 아직 다 해결되지 않은 느낌이었습니다. 열 감기를 앓은 적도 없었습니다. 동종요법에서는 열도 생명력(Vital Force)이 작동해야 나타나는 증상이라고 했는데, 둘째 아이에게는 그러한 반응이 없었던 것입니다. 물론 레메디 선택을 제대로 하지 못한 이유도 크겠다는 생각도 듭니다. 증상에 맞는 레메디를 고르는 일은 공부할수록 참 어려운 일입니다.

기본 키트를 공부하고 레메디를 어느 정도 사용해 본 뒤에 동종의빛 심화 과정을 공부했습니다. 거기에서 티슈솔트에 대해 배우고 나서 키트를 구입해 쓰기 시작했습니다.

티슈솔트 키트는 증상의 주요 레메디(30C 또는 200C)의 보조 역할을 하기 위해 사용했는데, 티슈솔트를 사용한 뒤로 증상의 진행 속도가 달라졌습니다.

여전히 감기가 잘 오는 둘째 아이에게 주로 사용한 티슈솔트는 Kali-s.(누런 염증, 주로 Puls.나 Kali-bi.와 사용), Kali-m.(하얀 염증, 감기 초기에 사용하거나 너무 심하게 목이 아픈 증상에 사용), Stann.(끈적거리는 가래기침, Dros.와 함께 사용) 등이었습니다.

잘 넘어지고 다치는 일도 많아서 Nat-s.(머리 부상 이후 Arn.와 함께 사용)는 큰 안심이 되는 레메디입니다. (꼭 이 조합이 맞는 것은 아니고 아이의 증상에 맞춰 사용합니다.) 또 찬바람을 쐬고 나서 감기가 올 것 같을 때 Ferr-p.를 예방적으로 사용하면 감기에 걸리지 않고 지나가는 경우도 있어서 신기할 때가 있었습니다.

그리고 아이가 세 번이나 고열이 났습니다. 참 신기한 경험이었습니다. 처음 고열이 난 뒤에 걸린 감기는 여전히 2주가 지속되었습니다. 달라진 점이 있다면, 항상 누렇다 못해 초록색에 가까웠던 콧물이 사라진 것입니다. 이제 아이의 코에서는 초록색 콧물은 나오지 않습니다. 두 번째와 세 번째 열이 난 뒤로는 끈적거리는 누런 콧물이 확연히 줄었고, 맑은 콧물이 나오다가 사라지는 정도입니다. 이렇게 열을 내고 아이의 치유력이 작동한 것은 티슈솔트 레메디 사용이 큰 도움이 되었다고 생각합니다. 물론 아이의 건강을 위해 운동을 하고, 식이를 조절하고, 족욕도 하는 등 여러 가지 노력을 합니다. 하지만 이런 방법만 썼을 때보다 증상의 주가 되는 레메디와 티슈솔트 레메디를 함께 사용했을 때 아이가 배출을 덜 힘들게 겪게 되었다고 생각합니다.

또 증상의 주가 되는 레메디를 찾기 어려울 때, 먼저 티슈솔트 레메디를 투여하면 차분히 찾아볼 수 있는 여유가 생기기도 합니다.

아이가 아프면 조급해지고 지치기 쉽습니다. 엄마의 조급증과 불안감을 해소해 주면서 아이가 치유 속도를 낼 수 있게 도와 주는 티슈솔트 레메디가 다른 분들에게도 유용하게 사용되면 좋겠습니다.

또 다른 만남,
티슈솔트!

남진희 (경기 광주)

동종요법의 첫 경험은 '별사탕'에서 시작되었습니다. 늘 피곤하고 눈 밑으로는 다크서클이 심하게 깔릴 즈음, 아는 사람이 "언니! 이거 한 번 먹어 보세요." 하고 건네준 별사탕 다섯 알이었습니다. 언니의 건강을 신경 써 챙겨준 마음이 고맙기도 하고 입에 넣자마자 달달한 설탕 맛이 나쁘지 않아 하루 한 알씩 혀 밑에 녹여 먹으면서 아무 생각 없이 일상을 지내던 어느 날, 문자 알림 소리가 났습니다. "언니, 먹어 본 반응이 어때요?"

그때 문득 이런 생각이 들었습니다. 몸이 나락으로 떨어질 것 같은 피곤함과 깨질 듯한 두통이 좀 사그러든 느낌……

이렇게 해서 우리 집의 동종요법 서막이 열리게 되었습니다. 나름 신기한 체험을 한 뒤로 저는 해외 직구 사이트를 통해 잘 알지도 못하는 레메디를 구입했고, 김치냉장고에 있던 영양제를 아낌없이 버리는 만행(?)을 저질렀습니다.

기본 키트와 키즈 키트로 아이들의 급성 병을 해결하면서 나름 어깨에 힘을 주고 저 자신을 대견해 하던 즈음, 해외 사이트에서 상품 평이 괜찮은

'바이오플라즈마(Bioplasma)'라는 것을 보았습니다. 12가지 티슈솔트를 한 꺼번에 먹을 수 있다는 상품 설명에 구입 결정을 하고 일주일 만에 받았습니다. 막상 받고는 슈슬러(Schuessler)의 티슈솔트가 뭔지도 모르면서 '꾸준히 먹는데 그리 나쁘지 않다'는 상품 평을 믿고 남편과 아이들에게 매일 아침마다 한 알씩 먹게 했습니다. 큰 딸아이는 감기만 걸리면 편도가 부어서 물조차 삼키기 힘들어 했는데, 레메디와 티슈솔트를 같이 먹은 뒤로는 편도가 붓더라도 예전보다 증상을 무난하게 내보내게 되었습니다.

그러던 중 동종요법 공부 모임을 할 기회가 생겨 참여를 했습니다. 키즈편 공부 모임에서 티슈솔트에 대해 배웠고, 뭔지 모르고 먹던 바이오플라즈마가 동종요법판 영양제인 티슈솔트임을 알게 되었습니다.

처음에는 어렵고 적용하기도 익숙하지 않아 공부 모임에서 배운 자료를 뒤적거리면서 읽고 또 읽어야 겨우 티슈솔트 하나를 고를 수 있는 수준이었습니다.

그렇게 조금씩 적용하면서 지낼 즈음, 친정 엄마가 암에 걸렸다는 청천벽력 같은 소식을 들었습니다. 수술하고 항암 치료를 하면서 음식 섭취가 힘드니 체력은 바닥까지 떨어지고, 그로 인해 빈혈로 고생하게 되었습니다. 병원에서 처방 받은 빈혈 약은 변비 문제를 일으켰고, 그러면 병원에서는 설사를 유도하는 약을 처방해 주었습니다. 설사 약을 먹으면 하루에 몇 번씩 설사를 해 탈수가 되는 악순환이 이어졌습니다.

그때 정명원 선생님의 조언을 받아 티슈솔트를 쓰게 되었습니다. 헤모글로빈의 통로 역할을 하며 여성 빈혈에 효과가 있는 Cupr-ars 12X와 철분 흡수에 필요한 미량원소 Mang-s. 12X, 혈액에 산소를 풍부하게 해서 새로운 혈액을 만든다는 Ferr-p. 12X, 혈구를 만들어 주는 Calc-p. 12X 조합 레메디를 생수통에 넣어 통통 치고 찰랑찰랑 흔들어 엄마에게 드시도록 했습니다. 엄마는 중간에 수혈을 한 번 받기는 했지만, 지금까지 빈혈 수치 때문에 병원에 가는 일은 생기지 않았습니다.

또한 제 남편은 당뇨 진단을 받았습니다. 당뇨로 인해 만성 피로에 시달렸고 소변에도 거품이 섞여 나왔습니다. 남편은 췌장 보호제와 Phosphoric acid + Chromium 12X + Vanadium 12X + Germanium 12X를 복용하고, 식단 조절과 운동 치료를 병행하면서 지금까지 당뇨 약을 먹지 않고 혈당을 관리하고 있습니다.

병에 걸리는 까닭은 우리 몸의 필수 미네랄 균형이 깨져서라고 합니다. 미네랄 균형이 깨지면 상처가 낫기 힘들고, 노폐물이 쌓이며, 영양 흡수가 잘 안 되어 스트레스나 피로감 등 여러 병이 생긴다고 합니다. 그러면 몸이 미네랄을 제대로 흡수하거나 배출하지 못하는 대사 문제가 생긴다고 배웠습니다.

티슈솔트는 '지나치면 배출해 주고 부족하면 흡수해서 몸의 균형을 맞춰' 준다고 합니다. 티슈솔트와의 만남이 아직 익숙하지는 않지만, 조금씩 앞으로 한 걸음 나아가는 동종요법과의 만남이기를 소망합니다.

지은이 유이 토라코(由井寅子)

1953년 에히메(愛媛)현 출생. 일본에서 8년 동안 다큐멘터리 제작, 영국에서 3년 동안 전쟁과 천재지변, 기아 등 특집 보도기자로서 세계 곳곳을 돌아다니다가 궤양성대장암에 걸렸다. 온갖 방법으로도 못 고치다가 동종요법과 운명적으로 만나 4알의 레메디로 완치되는 경험을 했다.

그뒤 방송계를 떠나 Regent's college 동종요법과에 입학. 전통적 동종요법에 한계를 느끼고 이듬해에 C.P.H(College of Practical Homoeopathy)에 편입해 3년 동안 공부했다. 졸업하고 영국동종요법협회(HMA) 시험에 합격해 HMA인정 동종요법치료자가 되었다. 언어의 벽을 넘어 일본인으로 처음 동종요법치료자가 되어 특별상을 받기도 했다. 영국에서 유이 동종요법클리닉을 개업해 활동하기 시작했다. 동시에 더 깊이 공부하기 위해 C.P.H대학원(2년제)에 진학, 이 해에 C.P.H대학원 교수로 와 있던 넬슨 박사를 만나 철저한 교육을 받았다. 대학원을 졸업하고 동종요법치료자로 활발한 활동을 하면서 수많은 임상경험을 쌓았다(영국에 있는 일본인이나 영국인, 유럽에서도 환자가 찾아왔다).

유럽의 동종요법 학교와 협회들이 뒷받침해주고, 또 "동종요법이 일본에 퍼지는 것은 일본 국민을 위해 좋은 일이고, 그러기 위해서는 제대로 된 동종요법치료자를 길러야 한다"는 생각으로 1997년 4월, 일본에 HMA가 인정하는 Royal Academy of Homoeopathy(RAH)를 창립하고 동종요법 교육에 힘을 쏟기 시작했다.

2000년 4월, 이때까지의 공적으로 HMA의 명예회원이 되었다. 2001년 5월, IMU(International Medical University 본부, 스위스 제네바)에서 국제법의 기본이 된 동종요법 박사학위를 받았다. 2002년 3월에는 C.P.H의 명예회원이 되었다.

2010년 4월, 세계적으로 최고의 수업 내용을 제공하는 동종요법통합의료전문학교(College of Holistic Homoeopathy)를 설립했다.

『유이 토라코의 동종요법 가이드북 시리즈 ①~⑤』『36 실천강좌』 외 많은 책을 썼다.

옮긴이 정명원

일본 CHhom(College of Holistic Homeopathy) 7기, 같은 학교의 애니멀 호메오파스 신 2기를 수료, 일본 JPHMA 자격 취득, 네덜란드 Ewald Stotler Homeopathy Academy Disease Classfication course diploma 취득, 현재 영국 LCHE Practitioner Licentiate course와 Allen College of Homeopathy Post-graduate course 재학 중. 남서울대학교 대학원에서 '동종요법에서의 예방적 방법에 대한 고찰 연구'를 주제로 석사논문을 썼습니다.

개정판 동종요법 티슈솔트

homoeopathy Tissue salt guidebook

동종요법 미네랄 가이드북

개정판 1쇄 펴낸날 2026년 3월 23일

지은이 유이 토라코(由井寅子)

옮긴이 정명원

펴낸곳 햇무리

펴낸이 최진혁

만든이 보리

출판등록일 제2020-000001호

주소 경북 영주시문수로 497-25

전화 054-631-0409

전자우편 haesmuli@naver.com

ISBN 979-11-972567-5-2 93510 값 20,000원